U0062164

杨叔禹
解读疏泄经典名方

主　编　杨　光　赵能江
副主编　张智海　林爵英

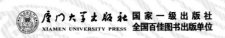
厦门大学出版社　国家一级出版社
XIAMEN UNIVERSITY PRESS　全国百佳图书出版单位

图书在版编目(CIP)数据

杨叔禹解读疏泄经典名方/杨光,赵能江主编.—厦门:厦门大学出版社,2022.4
ISBN 978-7-5615-8544-3

Ⅰ.①杨⋯ Ⅱ.①杨⋯ ②赵⋯ Ⅲ.①验方—汇编 Ⅳ.①R289.5

中国版本图书馆 CIP 数据核字(2022)第 050138 号

出 版 人	郑文礼
责任编辑	眭 蔚 黄雅君

出版发行 厦门大学出版社

社 址	厦门市软件园二期望海路 39 号
邮政编码	361008
总 机	0592-2181111 0592-2181406(传真)
营销中心	0592-2184458 0592-2181365
网 址	http://www.xmupress.com
邮 箱	xmup@xmupress.com
印 刷	厦门集大印刷有限公司

开本	787 mm×1 092 mm 1/16
印张	13
插页	2
字数	215 千字
版次	2022 年 4 月第 1 版
印次	2022 年 4 月第 1 次印刷
定价	49.00 元

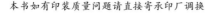

厦门大学出版社
微信二维码

厦门大学出版社
微博二维码

序

"百病生于气也，怒则气上，喜则气缓，悲则气消……"《黄帝内经·素问·举痛论》的记载，说明很多疾病的发生都和不良精神情绪导致的脏腑气机失调有关。

现代医学模式已经转化为"生物－心理－社会"模式，指出很多疾病和心理社会因素密切相关，糖尿病、高血压、功能性胃肠病等属于"心身疾病"，但是我们对身心共病的理论认识和治疗方式仍然有限。

"心病还须心药医"，而"心药"不仅仅是心理咨询，还包含调节心身的药物治疗。"心藏神，肺藏魄，肝藏魂，脾藏意，肾藏志。"中医认为，人的精神意识活动除了和大脑有关，还和五脏关系密切，如"肝主疏泄，调畅情志""诸气膹郁，皆属于肺"，柴胡疏肝散、逍遥散、达郁汤、萱草忘忧汤等名方流传至今。

笔者从事临床工作已近40年，倡导"做有人情味的医者"，追求"临床治疗的最高境界"，坚持开展"医学人文汇讲"多年，针对心身疾病等慢病的治疗总结出了一些自己的认识和经验。

一、"心身疏泄"理论

从《黄帝内经》"土疏泄"，发展到目前教材的"肝主疏泄"，经过了很多临床医家的探索和实践，也说明"疏泄理论"不是封闭的，而是开放的；不是停滞的，而是在不断完善发展的。近年来，心身疾病的发病率不断升高，笔者结合临床，认为"疏泄理论"是指导心身疾病防治的指导理论，提出了"肝主疏泄，脏腑协同""疏泄有别，太过和不及""疏泄之治，不独疏肝""疏泄之药，不独理气"等观点。

二、"疏泄病"和"疏泄综合征"

疏泄的主要功能包括：（1）调畅气机；（2）调节情志；（3）促进脾胃消化；（4）促进血液运行、津液输布；（5）调节生殖功能。疏之太过，气机横逆，则出现急躁易怒、肝阳上亢等表现；疏之不及，则气滞湿聚，饮停痰凝，血瘀水肿，癥瘕积聚等；泄之太过，则出现气陷、失血、泄泻、遗尿、自汗盗汗等；泄之不及，则体内浊、毒排泄不力，精微物质分泌不足，出现便秘、癃闭、水肿等。

"胃不和则卧不安"，古人已经发现胃肠功能失调和失眠密切相关，二者常常相伴发生。现代医学提出了"综合征"的概念，如糖尿病、高血压、肥胖、高血脂等常常聚集出现，称为"代谢综合征"。笔者在临床中也发现，睡眠障碍（失眠、多梦、易醒等）、脾胃失和（腹胀、反酸、烧心等）、情志异常（焦虑、抑郁、烦躁等）这三组症状经常同时出现，中医认为都与疏泄失常、气机失调有关。因此，笔者提出了"疏泄病"和"疏泄综合征"的概念，将这类症状和疾病统一为一个疾病，从中医整体角度去看待和治疗，有利于提高疗效，而不需要同时就诊于多个专科。

三、"疏泄法"和"疏泄方"

"疏泄病"的治疗，除了传统的"疏肝理气"，临床上我们进一步梳理发现，升清降浊、健脾补中、升阳散火、交通心肾、镇心安神等，凡是通过调整气机内外出入者，均可归属于"疏泄法"。

根据"疏泄综合征"的相关表现和治疗原则，结合临床验案，我们选取了临床上常用的30余首疏泄相关经典名方，从原文、现代用法用量、方论、古代文献、现代研究、疏泄解读、验案7个方面进行归纳、整理，尤其是在疏泄解读内容中，重点分析了方剂对"情志—疏泄—脏腑功能"的调节，以及临床应用心得，为读者研习提供了新思路，并结合验案，介绍了方剂在实现形神一体、心身共治方面的应用经验，突出了名方的特色，也为读者提供了实实在在的临床借鉴。

本书通过对经典名方的研究和解读，进一步探索调控疏泄在心身疾病治疗中的意义，以期为常见心身疾病的治疗，以及这些经典名方的临床拓展应用提供新的思路。

本书方剂的现代用法用量、功能、主治等内容，选自全国高等中医药院校规划教材《方剂学》(第十版)，个别验案选自名老中医医案。

本书的编写得到了厦门大学附属第一医院转化医学中心刘素嬛教授、糖尿病研究所闫冰主任医师、中医科黄献钟主任医师、郭艺娟博士的大力支持；博士后研究人员李博、孙文杰参与了本书现代研究部分的后期资料搜集与整理工作；近十位临床医师以及在读硕士研究生，包括李乐、林淑珍、张凉凉、刘无峡、蔡妙娜、何桂凤、林姗颖、许莹莹、许炎鹏、袁琪、贾一兵等同学，他们不辞辛苦，协助将笔者日常讲稿整理汇集，在此一并致以衷心感谢！

杨叔禹

卫生部有突出贡献专家

享受国务院政府特殊津贴专家

第六批全国老中医药专家学术经验继承工作指导老师

福建省名中医

中国医师奖获得者

2021 年 8 月 11 日

目 录

百合地黄汤

东汉·张仲景《金匮要略》

一、原文

《金匮要略·卷上·百合狐惑阴阳毒病证治第三》：

百合病，不经吐、下、发汗，病形如初者，百合地黄汤主之。

百合擘，七枚；生地黄汁一升

上以水洗百合，渍一宿，当白沫出，去其水，更以泉水二升，煎取一升，去滓，内地黄汁，煎取一升五合，分温再服。中病，勿更服。大便当如漆。

二、现代用法用量

百合30 g、生地黄30 g，水煎服，每日一剂，分两次或三次温服。

三、方论

清代吴谦《医宗金鉴·订正仲景全书金匮要略注》：

百合一病，不经吐、下、发汗，病形如初者，是谓其病迁延日久，而不增减，形证如首章之初也。以百合地黄汤，通其百脉，凉其百脉，中病勿更服，恐过服生地黄，大便常如漆也。

程林曰：百合花叶皆四向，故能通达上下四旁，其根亦众瓣合成，故名百合，用以医百合病也，有以夫。

高世栻曰：百合，色白味甘，手太阴之补剂也。其花昼开夜合，如气

·1·

之日行于阳，夜行于阴，司开阖，以行荣卫和阴阳。

四、类方

百合知母汤出自《金匮要略》。用法用量：百合擘，七枚（30 g），知母切，三两（10 g）。先以水洗百合，渍一宿，当白沫出，去其水，以泉水二升，煎取一升，去滓；以泉水二升，煎知母，取一升，去滓后合和，煎取一升五合，分温再服。功用：补虚清热，养阴润燥。主治：百合病误汗后，津液受伤，虚热加重，心烦口渴者。

百合鸡子黄汤出自《金匮要略》。用法用量：百合擘，七枚（30 g），鸡子黄一枚。上先以水洗百合，渍一宿，当白沫出，去其水，以泉水二升，煎取一升，去滓；纳鸡子黄，搅匀，煎五分温服。功用：养阴除烦和中。主治：百合病本证未愈，又见虚烦不眠、胃中不和等症。

五、古代文献

（1）唐代孙思邈《千金方衍义》：

> 百合病若不经发汗、吐、下，而血热自汗，用百合为君，安心补神，能去中热，利大小便，导涤痰积；但佐生地黄汁以凉血，血凉则热毒解而蕴结自行，故大便当去恶沫也。

（2）清代尤怡《金匮要略心典》：

> 此则百合病正治之法也。盖肺主行身之阳，肾主行身之阴。百合色白入肺，而清气中之热，地黄色黑入肾，而除血中之热，气血既治，百脉俱清，虽有邪气，亦必自下，服后大便如漆，则热除之验也。

六、现代研究

（1）有研究[1]采用随机、单盲、对照方法将老年慢性失眠症患者分为百合地黄汤加味组（$n = 65$ 例）、阿普唑仑组（$n = 55$ 例）、安慰剂组（$n = 48$ 例），疗程 3 个月。结果显示，百合地黄汤加味组显效率高于阿普唑仑组（$P < 0.01$），且百合地黄汤加味组无不良反应出现。提示：百合地黄汤加味

治疗老年慢性失眠症疗效满意，安全性与依从性好。

（2）多项实验研究[2]观察发现百合地黄汤能增加大脑皮层、脑干和海马中5-羟色胺含量，显著降低失眠模型大鼠的中央格停留时间、修饰次数和粪便颗粒数，缩短睡眠潜伏期并延长睡眠持续时间，还能显著改善模型大鼠的焦虑和抑郁样行为[3]，缓解突触损伤，增加突触结构蛋白突触素1、突触后致密蛋白95、功能蛋白突触囊泡蛋白、认知缺陷突触相关蛋白的表达。

七、疏泄解读

百合地黄汤首载于东汉张仲景的《金匮要略·百合狐惑阴阳毒病脉证治第三》，用于治疗百合病病形如初者。历代医家对本方进行加减应用，扩大了其治疗范围，如日本浅田宗伯在《先哲医话》中用加味百合地黄汤和犀角地黄汤治疗"右肋下有块吐血者"。清代王梦祖在《伤寒撮要》中加犀肉，治疗阴阳易、房劳复。清代曹颖甫在《金匮发微·黄瘅病证并治第十五》中说百合地黄汤可治"面色黑而微黄"。民国时期刘世祯在《伤寒杂病论义疏·卷五·百合地黄加牡蛎方》亦载百合地黄汤加牡蛎可治"外而发热不解，内则烦躁不安，气府津伤，喉干声嘎"。现代临床上多将本方用于治疗各种抑郁症、焦虑症、癔症、老年性失眠、经前失眠、更年期失眠及甲亢性失眠、围绝经期综合征、老年皮肤瘙痒症、月经病等心身疾病，取得了较满意的临床疗效。

百合地黄汤养阴清热，补益心肺，主治百合病之心肺阴虚内热证。症见神志恍惚，意欲食复不能食，时而欲食，时而恶食；沉默寡言，欲卧不能卧，欲行不能行；如寒无寒，如热无热，口苦，小便赤，舌红少苔，脉微数。

杨叔禹教授指出，百合地黄汤患者的体质模型是瘦弱、敏感女性型，亦多见于久病体虚，疏泄不足所致的失眠、心悸、抑郁症等。百合病的临床表现神形俱现，但以神病的精神症状为主，情志症状多，且呈现多样化，往往令人难以捉摸，病程较长，应归属于中医情志病范畴。其中，神病可表现为郁久化热导致的焦虑、烦躁，如原文所述："意欲食复不能食，常默默，欲卧不能卧，欲行不能行，饮食或有美时，或有不用闻食臭时，如寒无寒，如热无热……如有神灵者，身形如和……其证或未病而预见"（主观、性情敏感）。形病可表现为：口苦，小便赤，其脉微数等。主要病因病机：①情志内伤，气机不畅，疏泄太过，郁久化热，热灼阴伤，心神被扰；②病后气血亏虚，疏泄不足，肝气不舒，余热内扰，心不舍神，神失所养。总病机不离气血失和，疏泄失职，心不藏神，肝不养筋。如《医宗金鉴》所言："伤寒大病之后，余热未解，百脉未和，或平素多思不断，情志不遂，或偶触惊疑，卒临景遇，因而形神俱病，故有如是之现证也。"

《金匮要略·百合狐惑阴阳毒病证治第三》记载："百合病者，百脉一宗，悉致其病。"百合病临床症状复杂多样，既有精神恍惚，或沉默寡言，或行坐不安，惶惶不可终日等情志症状，又伴随口苦、舌赤、尿黄、脉数等躯体症状。百合地黄汤多用于各种失眠症患者，其神志症状因人而异，临床上应善于辨其共性，抓其形病主症，即口苦、尿黄、脉细数，属于热邪内扰之证。百合病临床表现多变，患者多情感敏感，临床症状主观性强。医者亦应知常达变，"知犯何逆，随证治之"，谨防失治误治。《金匮要略》记录："百合病一月不解，变成渴者，百合洗方主之。""百合病变发热者，百合滑石散主之。""百合病渴不差者，用后方主之。"此处后方指栝楼牡蛎散。

张仲景在《金匮要略》中的论述"百合病不经吐下、发汗，病形如初者，百合地黄汤主之"确立了百合病的治疗大法。疏泄太过，热邪内扰，神病以焦躁不安为主者，取其清热宁神之治；久病体虚，疏泄不足，余热内扰，神病以默默不能入眠，伴心悸、体虚等为主者，取其润养心肺之治。百合安心神、养肺阴，《神农本草经》认为："百合味甘平，邪气腹胀……补中益气。"百合味甘、微苦、微寒，养阴润肺，清心安神，仲景选用新鲜百合为君，既清热安心宁神，又补脾气养肺胃之阴；生地黄味甘、苦，性寒，养阴清热，《珍珠囊》称其"凉心火之血热……除五心之烦热。"生地黄汁清血热，益心神；泉水下热气，利小便，可引邪热外出。百合养肺阴而清气热，生地黄益心营而清血热，经泉水煎煮的百合地黄汤除能润肺清心、养阴清热外，还能调和百脉、神魄及神形，所以能治"如有神灵"之百合病。现代研究表明，百合中的总皂苷、薯蓣皂苷，地黄中的多糖及梓醇等成分均具有镇静催眠的作用。

杨叔禹教授强调临证"病为标，人为本，治病先治其心"。医者应给予患者更多的人文关怀，引导患者正确调畅情志，辅以心理暗示与疏导，结合辨证论治，可达事半功倍之效。

八、验案

> 林某，女，45岁，2020年4月12日初诊。主诉：失眠半年。患者半年前于子宫肌瘤术后出现入睡困难，需2小时方能入眠；睡浅，夜间易醒3～5次。精神紧张，心悸，时有恐惧感；食欲不振，多汗，大便每日1次，质软，小便余沥不尽。舌尖红，苔薄白，脉弦细滑。

辨证：心肝两虚，虚热扰神。

治法：养心柔肝，清热安神。

处方：百合15 g、生地10 g、知母10 g、炒枣仁30 g、茯神20 g、川芎15 g、郁金10 g、炒栀子10 g、黄精15 g、柏子仁12 g、甘草6 g。共7剂，水煎服，每日一剂，嘱午餐以及晚餐后1小时各服1次。

2020年4月19日二诊：7剂后入眠快，每晚睡眠可达4～5小时，夜间醒1次，可很快入眠；余症大减。复诊上方加夜交藤20 g，再服7剂后，能安然入睡，诸症消失。原方加五味子6 g，继服5剂。

【按语】：患者术后，气血亏虚，"肝藏血，血摄魂，肝气虚则恐"，加之精神紧张，情绪不畅，气机疏泄不足，虚热内扰而心神不宁。方选百合地黄汤、百合知母汤与酸枣仁汤合用，气血并调，心肝同治，复气机升降之序，清热养阴，宁心安神。复诊加用首乌藤、五味子以安五脏，敛心气，巩固疗效。多方合用，看似繁杂，实则围绕气机不畅，疏泄不足之病机，遣方用药，圆机于活法之中，故能取得满意效果。

> 陈某，女，56岁，2020年7月20日初诊。主诉：反复心悸、失眠3年，加重10天。患者2017年行腹部黏液性软组织肉瘤术，并行姑息性化疗，之后心悸、乏力、失眠反复。10天前化疗后，出现白细胞、粒细胞减低，就诊时已经使用"特尔津"皮下注射进行升白治疗5次，复查血常规：白细胞$3.12×10^9$/L，中性粒细胞1.35%。现症见：颜面浮

肿，面色萎黄，入眠慢，睡浅易醒多次，醒后心慌明显，并诉口苦口咸，味觉改变，厌食，恶心，坐卧不安；大便不畅，小便黄；舌淡红，苔薄白，脉滑细数。

辨证：久病正虚，虚热内扰。

治法：扶正祛邪，养心宁神。

处方：百合30 g、生地20 g、黄芪20 g、当归10 g、黄精20 g、熟地15 g、砂仁（后入）6 g、淫羊藿（仙灵脾）10 g、陈皮10 g、鸡血藤15 g、甘草6 g。共7剂，水煎服，每日一剂，嘱早午及晚餐后1小时各服1次。

2020年7月27日二诊：7剂后可很快入眠，味觉基本恢复，食欲转佳，大便畅，夜间心慌而醒的次数减为一两次，心情已恢复平静。复诊上方加茯苓20 g，再服7剂。

【按语】：《医宗金鉴》记载："伤寒大病之后，余热未解，百脉未和，或平素多思不断，情志不遂，或偶触惊疑，卒临景遇，因而形神俱病，故有如是之现证也。"本案患者肿瘤术后化疗后，临床症状复杂多样，既有行坐不安、心慌失眠等情志症状，又伴随口苦、纳差、尿黄、脉数等躯体症状。综合脉证，属于正气亏虚，余热内扰之百合病。治以百合地黄汤，清余热，养心阴，宁心神；当归补血汤补气生血，熟地、仙灵脾、黄精益肝养肾，助气血生化之源；砂仁、陈皮健脾助运。临床症状看似繁杂，实则病机明确，围绕病机遣方用药，获效明显。二诊加茯苓，助心健脾，巩固疗效。

李某，女，40岁，2019年3月11日初诊。主诉：失眠2个月。患者2个月前因亲人突遇意外去世而出现失眠，入眠困难，睡眠浅，睡眠中惊悸时发而醒，醒后不易再入眠，每夜睡眠4小时；平素心悸易惊，精神紧张，恐惧，多虑，喜悲伤，易流泪，手足凉，口干微苦，纳食可，二便调；舌尖红，苔薄黄，脉弦细。外院查甲状腺功能、脑电图等均正常，诊断为"自主神经功能紊乱"，西药治疗不耐受，效果不显。

辨证：气机不畅，疏泄太过，热邪扰神。

治法：调气机，复疏泄。

处方：百合 15 g、生地 10 g、淡豆豉 10 g、酸枣仁 20 g、川芎 10 g、茯苓 15 g、生甘草 10 g、浮小麦 30 g、远志 10 g、珍珠母 30 g。共 7 剂，水煎服，每日一剂，早中晚分服；并辅以心理疏导。

2019 年 3 月 18 日复诊：服药后心情转畅，恐惧感减轻，入眠较易，每夜睡眠时间增至 6 小时；心悸惊惕缓解，口干及手足凉亦减轻；纳食可，二便调；舌尖红，苔薄黄，脉弦。处方：百合 15 g、生地 10 g、淡豆豉 10 g、酸枣仁 20 g、川芎 10 g、茯苓 15 g、生甘草 10 g、浮小麦 30 g、大枣 30 g、远志 5 g、珍珠母 30 g、黄精 10 g、当归 10 g。共 7 剂，水煎服，每日一剂，早中晚分服。1 个月后随访，诸症消失。

【按语】：《灵枢·口问》云："卫气昼日行于阳，夜半则行于阴。阴者主夜，夜者卧……阳气尽，阴气盛，则目瞑；阴气尽而阳气盛，则寤矣。"惊吓之后，气机逆乱，疏泄太过，神无所主，心肝血虚火旺，邪热内扰，神不守舍，以致精神紧张、恐惧多虑、失眠、心悸惊惕、口干微苦，舌尖红，苔薄黄，脉弦细。百合地黄汤合酸枣仁汤滋心阴，养肝血，清心热，镇静安神，加远志交通心肾，加珍珠母、浮小麦敛心安神。二诊诸症减，加黄精、当归养血柔肝善后。

执笔 / 郭南京　审稿 / 杨光

【参考文献】

[1] 王振宁 . 百合地黄汤加味治疗老年慢性失眠症 65 例疗效观察 [J]. 中国中医药科技，2008，15（1）：58-60.

[2] 郑竹宏，赵仁云，丁玉婷，等 . 百合地黄汤对失眠模型大鼠行为学及不同脑区单胺类神经递质的影响 [J]. 世界科学技术：中医药现代化，2019，21（03）：529-534.

[3] 赵洪庆，刘检，孟盼，等 . 百合地黄汤对焦虑性抑郁症模型大鼠海马突触可塑性的影响 [J]. 中国中药杂志，2021，05：1205-1210.

半夏厚朴汤

东汉·张仲景《金匮要略》

一、原文

《金匮要略·卷下·妇人杂病脉证并治第二十二》：

> 妇人咽中如有炙脔，半夏厚朴汤主之。
> 半夏一升　厚朴三两　茯苓四两　生姜五两　干苏叶二两
> 右五味，以水七升，煮取四升，分温四服，日三夜一服。

二、现代用法用量

半夏 12 g、厚朴 9 g、茯苓 12 g、生姜 15 g、苏叶 6 g，水煎服，每日一剂，分两次或三次温服。

三、方论

清代吴谦《医宗金鉴·订正仲景全书金匮要略注》：

> 咽中如有炙脔，谓咽中有痰涎，如同炙肉，咯之不出，咽之不下者，即今之梅核气病也。此病得于七情郁气，凝涎而生。故用半夏、厚朴、生姜，辛以散结，苦以降逆，茯苓佐半夏，以利饮行涎，紫苏芳香，以宣通郁气，俾气舒涎去，病自愈矣。此证男子亦有，不独妇人也。

四、古代文献

（1）南宋陈无择《三因极一病证方论》：

此方为"大七气汤"，治喜怒不节，忧思兼并，多生悲恐，或时振惊，致脏气不平，憎寒发热，心腹胀满，傍冲两胁，上塞咽喉，有如炙脔，吐咽不下，皆七气所生。

（2）明代徐彬《金匮要略论注》：

气为积寒所伤，不与血和，血中之气溢而浮于咽中，得水湿之气而凝结难移。妇人血分受寒，多积冷结气，最易得此病，而男子间有之。药用半夏厚朴汤，乃二陈汤去陈皮、甘草，加厚朴、紫苏、生姜也。半夏降逆气，厚朴兼散结，故主之；姜、苓宣至高之滞而下其湿；苏叶味辛气香，色紫性温，能入阴和血而兼归气于血，故诸失血以赤小豆和丸服，能使血不妄行，夏天暑伤心阴，能下暑郁，而炙脔者用之，则气与血和，不复上浮也。

五、现代研究

（1）有研究[1]统计半夏厚朴汤治疗抑郁症的相关文献，发现临床应用和实验研究均提示半夏厚朴汤有显著的抗抑郁作用。在临床研究中，半夏厚朴汤可改善抑郁症患者的焦虑量表和抑郁量表得分。半夏厚朴汤及其有效成分的抗抑郁作用可能与其干预炎症反应、影响神经递质、调节神经营养因子、改善海马神经元突触可塑性、减少氧化应激等有关。

（2）有实验研究[2]发现半夏厚朴汤可以治疗顺铂导致的水貂的呕吐，减轻水貂干呕、呕吐次数。其机制可能与其降低水貂大脑最后区 SP/NK1R 信号活化以及大脑最后区 P 物质（SP）、神经激肽受体 1（NK1R）、p-ERK1/2 蛋白水平产生变化有关。

六、疏泄解读

半夏厚朴汤首载于东汉张仲景的《金匮要略·妇人杂病脉证并治第二十二》，原方用于治疗"咽中如有炙脔"之梅核气。之后，历代医家逐渐扩展其功能，如喘、咳、呕恶、噎膈、反胃、癫、狂、痫等病症。近年来，临床上多将其用于治疗慢性咽炎、顽固性口疮、反流性食管炎、咽异感症、抑郁症、甲状腺结节、慢性胃炎等心身疾病。

半夏厚朴汤行气散结，降逆化痰，主治梅核气；咽中如有物阻，咯吐不出，吞咽不下，或咳或呕；舌苔白润或白滑，脉弦缓或弦滑。

杨叔禹教授认为，半夏厚朴汤虽非专为失眠而设，然其调理气机、开通郁结，和营卫、调阴阳，使气机调畅，升降出入如常，才能阴阳相交，安然入寐。临床上也常用本方治疗失眠。方中半夏辛温，除痰开郁，降逆和胃为君药；厚朴苦温，降气散满为臣药；茯苓甘淡，渗湿健脾；生姜辛温，止呕散结；紫苏辛温，芳香行气，疏肝理肺，宣通郁结，消痰定喘，与茯苓、生姜共为佐药。

半夏厚朴汤主要用于治疗思虑过度所致的失眠，各种研究认为心理状态紊乱是引起失眠和维持失眠状态的根本原因，半夏厚朴汤长于开气之郁结，在基础研究中具有抗抑郁和抗焦虑作用，通过调整心理状态的紊乱来改善失眠状态。

七、验案

> 林某，女，40岁，2018年4月18日初诊。主诉：反复失眠半年余。患者平素情绪低沉，失眠，伴头痛、肢体疲乏无力，胃脘胀痛，打嗝则舒，时有恶心，咽中有异物感，睡觉翻身时胃中有振水音，食纳差，口中时有甜味，白天口水多，晚上则口干，大便稀溏；舌质淡，苔薄白滑湿。

辨证：气郁中虚。

治法：行气散结，和中理脾。

处方：法半夏12 g、厚朴10 g、茯苓15 g、紫苏叶6 g、吴茱萸6 g、党参12 g、生姜3片、红枣5枚。共7剂，水煎服，每日一剂，分2次服。

2018年4月25日复诊：药后胃脘胀痛、恶心明显缓解，精神转佳；原方再给7剂。后电话随访，诸症已去大半。

【按语】：失眠属于情志病证，即"心身疾病"，治疗中配合心理疏导可使疗效更佳。患者平素思虑过度，思则气结，损伤中焦脾胃，因而药物上予半夏厚朴汤加减，行气散结，促进中焦枢纽通畅，调理脾胃，从而达到意想不到之功效。

> 吴某，男，48岁，2017年3月12日初诊。主诉：反复失眠2年，加重1月余。患者因工作压力大而出现入睡困难，睡后易醒，心烦焦虑，怕凉，白天疲倦无精神，伴有颈肩痛，前额左侧头痛，平时思虑重，食纳尚可，二便正常；舌淡红、胖大，苔滑，脉弦。

辨证：痰气交阻。

治法：行气散结，降逆化痰。

处方：半夏9 g、厚朴12 g、紫苏叶15 g、防风15 g、白芍30 g、当归15 g、茯苓12 g、僵蚕12 g、甘草6 g、党参30 g。共7剂，水煎服，每日一剂，分2次服。

2017年3月20日复诊：服上药后效佳，症见排气多，偶感头目胀痛，心烦乱，睡眠改善，纳可，二便调；舌淡胖，苔滑，脉沉。治守原方，加生地黄30 g、麦冬30 g、玄参15 g，继续服用2周；后回访，无不适感，夜寐安。

【按语】：患者平素思虑过度，思则气结，气机受阻，痰浊内生，痰气交阻，痹阻经脉，不通则痛，故出现颈肩痛、头痛。基于此，可予半夏厚朴汤加减以行气散结，降逆化痰，不可一味根据患者症状而采用活血化瘀药物。

执笔／王琼瑜　审稿／王丽英

【参考文献】

[1]毛梦迪，尚立芝，许二平．半夏厚朴汤治疗抑郁症研究进展[J].中国实验方剂学杂志，2020，26(23)：37-43.

[2]黄仕文，范方田，嵇晶，等．半夏厚朴汤对顺铂所致水貂呕吐模型的作用及机制研究[J].南京中医药大学学报，2020，36(06)：842-845.

半夏泻心汤

东汉·张仲景《伤寒论》

一、原文

《伤寒论·卷第四·辨太阳病脉证并治下第七》：

伤寒五六日，呕而发热者，柴胡汤证具，而以他药下之，柴胡证仍在者，复与柴胡汤。此虽已下之，不为逆，必蒸蒸而振，却发热汗出而解。若心下满而硬痛者，此为结胸也，大陷胸汤主之；但满而不痛者，此为痞，柴胡不中与之，宜半夏泻心汤。

半夏洗，半升　黄芩三两　干姜三两　人参三两

甘草炙，三两　黄连一两　大枣擘，十二枚

右七味，以水一斗，煮取六升，去滓，再煎，取三升，温服一升，日三服。

二、现代用法用量

半夏 12 g、黄芩 9 g、干姜 9 g、人参 9 g、甘草 9 g、黄连 3 g、大枣 4 枚，水煎服，每日一剂，分两次或三次温服。

三、方论

金朝成无己《伤寒明理论》曰：

痞者，留邪在心下，故治痞曰泻心汤。黄连味苦寒，黄芩味苦寒，内经曰：苦先入心，以苦泄之，泻心者必以苦为主，是以黄连为君，黄芩为

臣，以降阳而升阴也。半夏味辛温，干姜味辛热，内经曰：辛走气，辛以散之。散痞者，必以辛为助，故以半夏干姜为佐，以分阴而行阳也。甘草味甘平，大枣味甘温，人参味甘温，阴阳不交曰痞，上下不通为满。欲通上下，交阴阳，必和其中。所谓中者，脾胃是也，脾不足者，以甘补之，故用人参、甘草、大枣为使，以补脾而和中。中气得和，上下得通，阴阳得位，水升火降，则痞消热已，而大汗解矣。

四、类方

生姜泻心汤出自《伤寒论》。用法用量：生姜切 12 g、炙甘草 9 g、人参 9 g、干姜 3 g、黄芩 9 g、半夏（洗）9 g、黄连 3 g、大枣（擘）4 枚。上 8 味，以水一斗，煮取六升，去滓，再煎，取三升，温服一升，日三服。功用：和胃消痞，宣散水气。主治：水热互结痞证。症见心下痞硬，干噫食臭，腹中雷鸣下利。

甘草泻心汤出自《伤寒论》。用法用量：炙甘草 12 g，黄芩、干姜各 9 g，黄连 3 g，大枣（擘）4 枚，半夏（洗）9 g。上 6 味，以水一斗，煮取六升，去滓，再煎，取三升，温服一升，日三服。功用；和胃补中，降逆消痞。主治：胃气虚弱痞证。症见下利日数十行，谷不化，腹中雷鸣，心下痞硬而满，干呕，心烦不得安。

五、古代文献

（1）明代吴崑《医方考》：

伤寒下之早，胸满而不痛者为痞，此方主之。伤寒自表入里，传至三阴，三阴亦有在经表证。如太阴有桂枝加芍药汤，少阴有麻黄附子细辛汤，厥阴有当归四逆汤之类。若不治其表，而用承气汤下之，则伤中气，而阴经之邪乘之矣！以既伤之中气而邪乘之，则不能升清降浊，痞塞于中，如天地不交而成痞，故曰痞，泻心者，泻心下之邪也。姜、夏之辛，所以散痞气；芩、连之苦，所以泻痞热；已下之后，脾气必虚，人参、甘草、大枣，所以补脾之虚。

（2）清代尤怡《金匮要略心典》：

心下痞者，半夏泻心汤主之。邪气乘虚，陷入心下，中气则痞。中气既痞，升降失常，于是阳独上逆而呕，阴独下走而肠鸣，是虽三焦俱病，而中气为上下之枢，故不必治其上下，而但治其中。黄连、黄芩苦以降阳，半夏、干姜辛以升阴，阴升阳降，痞将自解；人参、甘草则补养中气，以为交阴阳通上下之用也。

（3）清代吴谦《医宗金鉴》：

本以下之早，故成心下痞。如系结热成实之痞，则宜大黄黄连泻心汤，寒攻之法也；如系外寒内热之痞，则宜附子泻心汤，温攻之法也；如系虚热水气之痞，则宜生姜泻心汤，散饮之法也；如系虚热而呕之痞，则宜半夏泻心汤，折逆之法也；如系虚热益甚之痞，则宜甘草泻心汤，缓急之法也。今以诸泻心汤，审证与之，而痞不解，则当审其人，若渴而口燥，心烦小便不利者，非辨证不明，药力之不及也。盖水饮内蓄，津液不行，故痞病不解耳。宜五苓散外发内利，汗出小便利则愈，于此可类推矣。

六、现代研究

（1）慢性萎缩性胃炎主要临床表现为腹部疼痛、反酸恶心、呃逆嗳气等。研究[1]表明，在常规治疗基础上，半夏泻心汤联合胃复春治疗3个月，能够明显改善胃肠道症状，并且减轻镜下表现，其作用机制可能与调节血清表皮生长因子、血清胃蛋白酶原、胃泌素有关。

（2）有学者[2]等采用不同浓度的乙醇提取半夏泻心汤组分，通过药效试验发现不同的提取组分有抑制胃溃疡、抗炎以及杀灭Hp的作用。结果表明，采用质量分数为40%的乙醇提取，并通过AB-8树脂富集，5倍量树脂体积的40%乙醇洗脱得到的提取组分对胃炎、胃溃疡有良好的治疗作用。

七、疏泄解读

半夏泻心汤出自东汉张仲景的《伤寒论》，用于治疗满而不痛之心下痞者。历代医家多将本方奉为脾胃病名方。现代临床进一步扩大其应用范围，将本方用于治疗功能性胃肠病、急慢性胃肠炎、消化道溃疡、胃下垂、反流性食管炎、慢性肝炎、早期肝硬化、肠易激综合征、慢性结肠炎、口腔溃疡等消化系统心身疾病，以及内分泌系统心身疾病如肥胖病，心血管系统心身疾病如眩晕证等，其中属寒热错杂、疏泄失常者，常获满意疗效。

功能性胃肠病属于肠 – 脑互动异常的一组心身疾病。欧洲消化道医师委员会《罗马诊断Ⅳ》将其分为包括功能性消化不良（functional dyspepsia，FD）、肠易激综合征（irritable bowel syndrome，IBS）、胃食管反流病（gastroesophageal reflux disease，GERD）、功能性便秘等六大类 33 种疾病症候群。研究发现，功能性胃肠病的发生与脑 – 肠轴的异常密切相关。脑 – 肠轴是肠神经系统和中枢神经系统之间双向的信息交流通路，其将大脑认知、情感中枢与肠道功能联系起来[3]。有学者研究表明，中枢神经系统参与内脏高敏感性的形成，如心理压力下肠易激综合征患者结肠动力反应更强，且心理紊乱的严重程度与反应强度相关。心理障碍与中枢神经系统对内脏伤害性刺激处理异常有关。精神心理因素与肠道动力失调和内脏敏感机制密切相关，它与功能性胃肠病可能存在联系[4]，胃肠道疾病与心、脑息息相关。其发病原因与情绪也有很大的相关性，正属于心身疏泄病的范畴。半夏泻心汤常用于功能性胃肠病的治疗。

半夏泻心汤寒热平调，散结除痞。主治寒热互结之痞证，心下痞，但满而不痛，或呕吐，肠鸣下利，舌苔腻而微黄。

本方配伍严谨，具有辛开苦降、寒温并投、调和阴阳、扶正祛邪、并理虚实等特点。方中以辛温之半夏为君，臣以辛热之干姜，既散结除痞，又降逆止呕；同时伍以苦寒之黄芩、黄连，辛开苦降，泄热开痞；又以甘温之人参、大枣，益气健脾，治病求本为佐药；甘草补脾和中而调诸药，为佐使药。半夏泻心汤主治寒热错杂之"痞证"，辛开苦降，斡旋中焦，对上之呕吐，中之痞满，下之肠鸣或泄泻均可治之。核心主症是心下痞满，其中"痞"字有两层含义：一是气机上下不通，"痞"同"否"，为"不通泰"之意，即天气不降，地气不升；二是气机不动，气机郁积中焦。《伤寒论》载："若心下满而硬痛者，此为结胸也，大陷胸汤主之；但满而不痛者，此为痞，柴胡不中与之，宜半夏泻心汤。"原文提出半夏泻心汤证是因太阳病或柴胡证误下所致。此外，痞证不仅与脾胃疾病有关，亦与情志异常密切相关。由于现代生活方式改变，因此在临床上常见到许多患者情绪失调，加之平日饮食不节，嗜食生冷寒凉之物，损伤脾胃；或嗜肥甘厚腻，酿湿成痰，痰湿困脾；中焦气滞，疏泄失常，痞塞不通。半夏泻心汤寒热并用，以和阴阳，辛苦同施以调升降，补泻共进以理虚实，三法同治集于一方，使气机得畅，脾胃得复，寒热得化。故脾胃虚弱，升降失度所致之寒热错杂，清气不升，浊气不降之病症，皆可用本方治之。

本方应用之关键，在于疏通、调理中焦；特色在于辛开苦降，寒温并用。临床上可根据寒热虚实的多少适当调整黄连、黄芩、干姜等剂量。

现代药理研究证实，本方具有双向调节胃运动、抑制 Hp 活性、保护胃黏膜屏障等作用，直接作用于消化系统及通过介导脑内情感系统和中枢抑制作用而发挥抗溃疡功效，属于典型的"心身疏泄方"。

八、验案

> 刘渡舟医案：张某，男，平素嗜酒。1969 年发现呕吐、心下痞闷，大便每日两次或三次，不成形。经多方治疗，疗效不佳。查脉弦滑，舌苔白。

辨证：嗜酒日久而湿聚，郁而生痰，痰浊困阻，脾胃渐虚，气机升降失调。则上见呕吐，中见痞满，下见腹泻。

处方：半夏 12 g、干姜 6 g、黄连 6 g、黄芩 6 g、党参 9 g、炙甘草 9 g、大枣 7 枚。服一剂，呕吐十去其七，大便白色胶涎增多。再服一剂，心下痞、下痢明显好转。服 4 剂诸症皆愈[5]。

【按语】：本案辨证时抓主症"心下痞闷"，从而确定为泻心汤证；根据嗜酒日久，酿湿成痰的病史，结合恶心、呕吐症状，故予半夏泻心汤。服后从大便排出许多白色痰涎而愈。

> 傅某，女，58 岁，2018 年 01 月 17 日初诊。主诉：胃胀、反酸 2 年。既往"2 型糖尿病"病史 10 余年。患者 2 年来胃胀、反酸反复发作，饭

后为主，食欲差，纳少，寐差，多梦易醒，醒后较难再次入睡；平素大便成形，摄入刺激性食物后大便稀溏，小便黄；舌体胖大，质暗红，苔黄腻，脉沉细滑。

辨证：疏泄失职，胃热上逆。

治法：和胃降逆，清肝泄热。

处方：姜半夏 10 g、黄连 5 g、黄芩 5 g、干姜 5 g、炙甘草 10 g、党参 5 g、大枣 10 g、吴茱萸 3 g、白芍 10 g、旋覆花（包煎）10 g、代赭石（先煎）15 g、枳实 10 g、海螵蛸（先煎）30 g、瓦楞子 30 g。共 7 剂，水煎服，每日一剂，早晚分服。

2018 年 1 月 24 日复诊：胃胀、反酸未再发作，纳食量较前增多，较前容易入睡，仍有多梦易醒，醒后较易再次入睡，二便调。续前方 3 剂，每日一剂；转益气养阴法，予酸枣仁汤合逍遥散加减 7 剂，每日一剂，水煎服。后随访，诸症皆愈。

【按语】：本案予半夏泻心汤加减清肝泄热、和胃降逆治其标，待脾胃升降之气机恢复后再转以益气养阴治其本，如此则正气来复，气机得畅，疏泄以通。

张某，男，60 岁，2020 年 11 月 23 日初诊。主诉：反复胃脘胀闷 5 年余。患者平素沉默寡言，2 年前曾于当地医院就诊，行胃镜检查示"浅表萎缩性胃炎伴中度肠化生"，口服"双歧杆菌"等药物治疗，效果欠佳。现症见：纳差，胃脘胀闷，食后尤甚，偶有反酸，便溏，寐差；舌质暗，苔白腻，脉弦细弱。

辨证：疏泄失常，中焦脾胃失疏，胃气壅滞。

治法：燮理中焦，辛开苦降。

处方：法半夏 5 g、黄连 3 g、黄芩 5 g、干姜 3 g、炙甘草 5 g、党参 5 g、大枣 5 g、川楝子 5 g、白豆蔻（后下）5 g、苏梗 5 g、香附 5 g、陈皮 5 g。共 7 剂，水煎服，每日一剂，早晚分服。

2020 年 11 月 30 日复诊：可见食后胃胀缓解，但仍偶有反酸，加吴茱萸 3 g、海螵蛸（先煎）30 g、瓦楞子 30 g 制酸止痛，再予 6 剂。

2020 年 12 月 7 日三诊：服药后胃脘部胀痛、反酸明显减轻，寐可；原方再进 6 剂，巩固疗效。后电话随访，诸症皆愈。

【按语】：本案予半夏泻心汤升清阳降浊阴，疏泄中焦郁滞之气机，加用理气药疏理气机、风药升提脾气，辛开苦降之法斡旋中焦气机，气机得畅，疏泄以通，诸症皆愈。

执笔 / 李思思　审稿 / 黄源鹏

【参考文献】

[1] 王菁，杨冰，李丽，等.半夏泻心汤联合胃复春对慢性萎缩性胃炎患者血清表皮生长因子及血清胃蛋白酶原、胃泌素表达影响 [J].辽宁中医药大学学报，2019，21（07）：154-157.

[2] 黄琨，王玲玲，杨若婧，等.半夏泻心汤的工艺改进及药效研究 [J].武汉工程大学学报，2019，41（04）：334-337.

[3] 苗继文，程波，李娜，等.脑肠轴调节机制的研究进展 [J].中华神经医学杂志，2020，19（04）：422-423.

[4] WU J C.Psyc hological Co-morbidity in Functional Gastrointe-stinai Disorders: Epidemiology, Mec hanisms and Management[J].J Neurogastroenterol Motil, 2012, 18(1)：13-18.

[5] 刘渡舟.新编伤寒论类方 [M].山西：人民出版社，1984.

补中益气汤

金元代·李杲《内外伤辨惑论》

一、原文

《内外伤辨惑论·卷中·饮食劳倦论》：

《内经》曰：劳者温之，损者温之。盖温能除大热，大忌苦寒之药泻胃土耳，今立补中益气汤。

黄芪五分，劳役病热甚者一钱　甘草炙，五分

人参去芦，三分　升麻三分　柴胡三分

橘皮三分　当归身酒洗，三分　白术三分

上件咬咀，都作一服，水二盏，煎至一盏，去渣，早饭后温服。

二、现代用法用量

黄芪 18 g、炙甘草 9 g、人参 6 g、升麻 6 g、柴胡 6 g、橘皮 6 g、当归 3 g、白术 9 g，水煎服，每日一剂，分两次或三次温服。

三、方论

金元代李杲《内外伤辨惑论·饮食劳倦论》：

夫脾胃虚者，因饮食劳倦，心火亢甚，而乘其土位，其次肺气受邪，须用黄芪最多，人参、甘草次之。脾胃一虚，肺气先绝，故用黄芪以益皮毛而闭腠理，不令自汗，损其元气。上喘气短，人参以补之。心火乘脾，须炙甘草之甘温以泻火热，而补脾胃中元气；若脾胃急痛并大虚，腹中

急缩者，宜多用之。经云：急者缓之。白术苦甘温，除胃中热，利腰脐间血。胃中清气在下，必加升麻、柴胡以引之，引黄芪、人参、甘草甘温之气味上升，能补卫气之散解，而实其表也；又缓带脉之缩急。二味苦平，味之薄者，阴中之阳，引清气上升也。气乱于胸中，为清浊相干，用去白陈皮以理之，又能助阳气上升，以散滞气，助诸甘辛为用。

四、类方

举元煎出自《景岳全书》，用法用量：人参、炙黄芪各9～15g，炙甘草3～6g，升麻（炒）2～3g，白术（炒）3～6g；水一钟半，煎七八分，温服。功用：益气举陷。主治：气虚下陷、血崩血脱、亡阳垂危等证。

升陷汤出自《医学衷中参西录》，用法用量：生黄芪18g、知母9g、柴胡4.5g、桔梗4.5g、升麻3g；水煎服。功用：益气升陷。主治：大气下陷证。症见气短不足以息，或努力呼吸，似喘，或气息将停，危在顷刻，脉沉迟微弱，或叁伍不调。

升阳益胃汤出自《内外伤辨惑论》，用法用量：黄芪30g，半夏（汤洗）、人参（去芦）、甘草（炙）各15g，独活、防风、白芍药、羌活各9g，橘皮（连瓤）6g，茯苓、柴胡、泽泻、白术各5g，黄连1.5g。上咬咀（用口将药物咬碎，以便煎服），每服15～25g，加生姜5片，大枣2枚，去核，用水三盏，煎至一盏，去滓，早饭、午饭之间服之。功用：益气升阳，清热除湿。主治：脾胃气虚，湿热内停证。症见怠惰嗜卧，四肢不收，肢体重痛，口苦舌干，饮食无味，食不消化，大便不调，小便赤涩。

五、古代文献

（1）清代喻昌《医门法律》：

东垣所论饮食劳倦，内伤元气，则胃脘之阳不能升举，并心肺之气，陷入于中焦，而用补中益气治之。方中佐以柴胡、升麻二味，一从左旋，一从右旋，旋转于胃之左右，升举其上焦所陷之气，非自腹中而升举之也。其清气下入腹中，久为飧泄，并可多用升、柴，从腹中而升举之矣。若阳气未必陷下，反升举其阴气，干犯阳位，为变岂小哉。更有阴气素惯上乾清阳，而胸中之肉隆耸为（月真），胸间之气漫散为胀者，而误施此法，天翻地覆，九道皆塞，有濒于死而坐困耳。

（2）清代吴谦《医宗金鉴》：

至若劳倦形衰，气少阴虚而生内热者，表证颇同外感，惟李杲知其为劳倦伤脾，谷气不胜阳气，下陷阴中而发热，制补中益气之法。谓风寒外伤其形，为有余；脾胃内伤其气，为不足。遵《内经》劳者温之，损者益之之义，大忌苦寒之药，选用甘温之品升其阳，以达阳春升生之令。凡脾胃一虚，肺气先绝，故用黄芪护皮毛而闭腠理，不令自汗。元气不足，懒言气喘，人参以补之。炙甘草之甘，以泻心火而除烦，补脾胃而生气。此三味，除烦热之圣药也。佐白术以健脾，当归以和血。气乱于胸，清浊相干，用陈皮以理之，且以散诸甘药之滞。胃中清气下陷，用升麻，柴胡气之轻而味之薄者，引胃气以上腾，复其本位，便能升浮，以行生长之令矣。补中之剂，得发表之品而中自安；益气之剂，赖清气之品而气益培，此用药有相须之妙。是方也，用以补脾，使地道卑而上行，亦可以补心、肺，损其肺者，益其气，损其心者，调其营卫也。亦可以补肝木，郁则达之也。惟不宜于肾，阴虚于下者不宜升，阳虚于下者更不宜升也。

（3）清代罗美《古今名医方论》：

补中益气一汤，允为东垣独得之心法，本方以升、柴助升气，以参、术、归、芪助阳气……盖升、柴之味兼苦寒，升、柴之性兼疏散，唯有邪者，可因升而散之，若无邪大虚者，即纯用培补，犹恐不及，再兼疏散，安望成功？

六、现代研究

（1）有临床研究[1]探讨补中益气汤治疗脾虚型失眠的疗效及其治疗前后肠道菌群的变化特点，发现治疗前后睡眠质量、匹兹堡睡眠质量指数量表评分和失眠严重指数量表评分、肠道菌群均有所变化，提示补中益气汤能够显著改善脾虚型失眠患者的睡眠质量，增多维持肠道稳态的菌群并减少致病菌。

（2）有实验研究[2]认为脾气虚状态下海马线粒体氧化损伤进而导致线粒体及海马区域形态和功能异常，可能是脾气虚证出现学习记忆能力下降的内在病理机制。补中益气汤能够通过上调去乙酰化蛋白SIRT3的表达来减少锰超氧化物歧化酶乙酰化程度，并增加8-氧代鸟嘌呤DNA糖基化酶的表达，从而改善线粒体氧化损伤的状态，这可能是该复方提高脾气虚证患者认知能力的内在机制之一；同时认为，合理配伍益气升阳药物在治疗由"脾不升清"导致的学习记忆功能下降中具有重要意义。

七、疏泄解读

补中益气汤出自金元李东垣的《内外伤辨惑论》，用于治疗饮食劳倦，内伤元气，升降失常，阴火上冲之气虚发热者，是"甘温除热"的代表方，也是脾虚气陷的代表方。历代医家依据其脾胃气虚的病机，不断扩展其应用范围，如元代朱丹溪记载用于治疗癃闭（小便不通，尿闭）；明代李士材《古今名医汇萃》记载用于治疗劳淋证等。据报道，补中益气汤的现代临床应用几乎覆盖了内科、外科、妇科、儿科、皮肤科、五官科、男科等临床各科疾病共计107种。其治疗面神经麻痹、眩晕、失眠、低血压、重症肌无力、子宫脱垂、遗尿症、耳鸣、近视、口腔炎等多种疾病的基础研究及临床研究均较为系统。

补中益气汤补中益气，升阳举陷，主治脾胃气虚证，症见饮食减少，体倦肢软，少气懒言，面色萎黄，大便稀薄，脉虚软；气虚下陷证，症见脱肛，子宫脱垂，久泄，久痢，崩漏等，伴气短乏力，舌淡，脉虚；气虚发热证，症见发热自汗，渴喜热饮，气短乏力，舌淡，脉虚大无力。

杨叔禹教授认为，脾胃居于中焦，是气机升降的枢纽，并且可以化生水谷精微为气血，借由其升清之力使气血津液上达布散，濡养脏腑官窍，也是气机升降运动的源泉。正如《素问·六微旨大论》云："出入废则神机化灭，升降息则气立孤危。故非出入则无以生长壮老已；非升降则无以生长化收藏。是以升降出入，无器不有。器散则分之，生化息矣。"如果中气亏虚，一则枢机不利，疏泄不足，升降出入运动失常；二则气血津液无以化生，气血津液不能升达布散，使脏腑官窍失养，诸病峰起。肝主疏泄，内藏升生之气，是气机运转的始发动力。肝木之气生发条达，则脾气运化及胃腐熟水谷精微正常，使脾升胃降之气得以正常运行，如《血证论》云："木之性主于疏泄，食气入胃，全赖肝木之气以疏泄之而水谷乃化。"补中益气汤不仅可以健脾升清气，还可以升发少阳之气，尤其适用于治疗由疏泄不足、气机不升导致的疾病。方中以甘温之黄芪、人参、白术、甘草大补中气，使气血津液化生有源；用升麻升发脾之阳气，使气血津液得以上达布散；为了防止大剂甘温补气药壅遏气机，故加用陈皮以促进气机周而流通。本方之妙尤在柴胡，因其入肝经，可"引诸经生发之气，以滋春气之和也"（《医贯》）；肝体阴而用阳，故方中并用当归以补肝血、养肝体以助其生发之气；同时，黄芪亦可鼓舞肝气，少阳之胆气升，则可鼓动脾气，使气机疏泄正常，促进气血津液的化生和升达布散。补中益气汤所用之药物，大多为甘温之品，是李杲为治疗气虚发热而立。因脾胃虚弱，中焦枢机不利，气机郁滞而化火蒸腾于外，虚阳外越而导致发热，故治疗上应追本溯源，以甘温之药补益脾胃中气，升阳气，调畅中焦气机，使郁火得泻，而热自除。这便是中医治法"热因热用"的体现，即"甘温除热"之法。

　　补中益气汤成方于金元时期，这个时期战乱频繁，百姓流离失所，不仅营养状态差，且精神抑郁焦虑，导致这一时期的病证特点不仅有脾虚，还有肝郁。不同于参苓白术散此类在太平盛世创立的补脾方剂，补中益气汤不仅用了甘温之黄芪、人参、白术、甘草大补中气，更加用了柴胡、升麻这一类"风药"，起到疏肝解郁、促进气机流通、升发气机的作用，使脾气健运而不壅滞，同时以当归补肝血、养肝体以助其升发之气。全方和合，虽以补中益气为主，点睛之笔却在疏肝，杨叔禹教授指出，本方尤其适用于治疗肝郁脾虚、疏泄不及、气机不升导致的疾病。

　　闽南地区中气亏虚证多见，这与现代社会快节奏的工作方式、嗜食肥甘的饮食方式、少动多逸的生活方式以及当地湿热的气候有关。"肥者令人内热，甘者令人中满"，过食肥甘使湿热中生，加之气候湿热，内外湿相合，胶着留恋于中焦，从而耗伤脾气，导致运化失司，升清不力。同时，快节奏的工作易致情志抑郁，气机不畅，少动的生活方式更加会影响气机的流通。肝气遏抑，则不能推动脾气运化升清功能的有序运行，导致中气下陷，故临床上此方应用的机会甚多。

　　本方不仅可用于治疗痞满、纳呆、泄泻、腹痛、口疮、便溏、带下兼见舌体胖大、舌边有齿痕、脉沉或弱脾虚不升证，也可用于治疗胸闷、短气、久咳、气喘、自汗兼见乏力、脉弱等肺气虚不升证，以及心悸、头晕兼见面口无华、脉弱、舌淡等心气虚证。需要注意的是，如陆丽京所言，本方慎用于治疗肾虚证，以防"大木将摇而拔起本也"。临床辨证以四肢乏力、少气懒言、厌食脘闷、舌淡苔白、脉虚无力为要点，可同时伴见下坠症状，如少腹坠胀、肛门下坠、脱肛、阴挺等。

杨叔禹教授在治疗其他系统的疾病时也常加减运用此方。在治疗头面五官疾患时，喜加用蔓荆子，其性升发，可引药上达于头目；肝开窍于目，若见眼干兼有热象者，则加用桑叶、菊花、决明子等清肝明目之品；胆经绕耳，耳鸣兼有热象者，则加用龙胆草、白蒺藜、牛膝等药以清胆热，使之下行；口干者，则加用葛根、麦冬、五味子等，以酸甘化阴、升津止渴；头晕、头沉者，多加用羌活、葛根，其轻清升散而走表，可疏利头目；若见胸闷、短气者，则加用川芎，其擅展胸中之气；小便不禁者，则加用金樱子、桑螵蛸、山茱萸、益智仁等酸涩之品；自汗、盗汗者，则加用白芍、防风、麦冬以调和营卫；等等。

八、验案

　　陈某，男，61岁，2017年6月7日初诊。主诉：排便异常10个月。患者10个月前行"乙状结肠癌"根治术，术后开始出现排便异常，大便稀糊状，排便有不尽感，常于便后数分钟内再次排便，10～20次/日，小便调，纳可，寐安；舌体胖，质暗红，苔薄黄，脉沉弦略滑。

辨证：中虚失运，湿热内蕴。

治法：建中升阳，利湿清热。

处方：党参15 g、炒白术15 g、黄芪30 g、黄连3 g、姜半夏6 g、陈皮10 g、桔梗6 g、升麻10 g、柴胡10 g、当归10 g、生大黄3 g。水煎内服，每日一剂，早晚分服。

复诊：加减服药21剂后大便成形，便意舒畅，每日三四次，排便间隔约4～5小时，纳可，寐安。

【按语】：术后中气耗伤，运化失职、水湿下注肠道而见便溏，升举无力、中气下陷而便意频繁，舌体胖、苔薄黄、脉沉弦滑为脾虚酿生湿热之象，故杨叔禹教授予补中益气汤以健脾益气助运、升阳举陷固便，并加用半夏、黄连、大黄以清利湿热，全方以补为主，补中有泻，扶正不留邪，攻邪不伤正。

陈某，女，64岁，2017年6月21日初诊。主诉：肺癌放化疗后咳嗽1年。患者1年前发现罹患肺癌，行放射治疗和化学治疗，现放化疗已结束。1年来患者反复咳嗽咳痰，痰少色白质黏，难以咳出，并伴有胸闷、短气、乏力，纳寐可，二便调；舌体胖大，质暗红，苔薄黄腻，脉沉细。

辨证：脾虚湿蕴。

治法：健脾益气化湿。

六君子汤加减治疗1个月后，患者无咳嗽，但仍有胸闷、短气，转方为补中益气汤。处方：柴胡6 g、升麻3 g、黄芪15 g、炒白术10 g、防风10 g、黄连6 g、黄芩6 g、黄檗（黄柏）6 g、麦冬10 g、五味子10 g、太子参10 g、川芎6 g、竹叶6 g。共7剂，水煎服，每日一剂，早晚分服。

2017年6月28日复诊：服药7剂后胸闷、气喘几近缓解；再予7剂以巩固疗效。

【按语】：放疗伤阴，化疗伤气，加之肿瘤耗伤，导致气阴两虚，虚在肺脾二脏。初诊以咳嗽、咳痰为主症，考虑为脾虚痰湿内生，痰邪上扰所致，故先以六君子汤健脾化痰湿。待痰湿得化，再以补中益气汤合生脉饮益气养阴治病本，并加用川芎、防风助柴胡、升麻升发之性以助肺气之宣发；其舌苔黄，且补气药易助热，故加用三黄以清热。全方和合，补益而不助热，益气而不壅滞，圆机活法，故收显效。

王某，男，26岁，2017年6月7日初诊。主诉：自汗、盗汗1年余。患者汗出可湿衣被，汗后易出现乏力、畏冷、头晕、心慌、胸闷，平素

> 口干喜温饮，口苦，小便量多；舌体胖大，边有齿痕，舌质暗红，舌苔薄黄水滑，脉细数。

辨证：肺脾气虚，湿热内停。

治法：清热化湿，健脾益肺。

先施以清热化湿法，服药 7 剂后黄苔褪去，再治以健脾益肺、固涩止汗，予补中益气汤加减。处方：炙黄芪 30 g、党参 15 g、桂枝 6 g、陈皮 10 g、炒白术 10 g、升麻 3 g、柴胡 6 g、茯苓 15 g、生白芍 15 g、炙甘草 10 g、防风 6 g、吴茱萸 3 g、五味子 6 g、金樱子 6 g、桑螵蛸 10 g、焦山楂 10 g。水煎内服，每日一剂，早晚分服。

复诊：服药 14 剂后，患者自汗、盗汗明显改善，余症皆愈；再予 7 剂以巩固疗效。

【按语】：汗证是由阴阳失衡、腠理不固而致汗孔开阖失常的病证。《素问·生气通天论》云："阳者，卫外而为固也。"阳气的盛衰与腠理的开阖密切相关。若肺脾气虚，阳气不得卫外而固，则致汗液外泄。所以，用补中益气汤以补益肺脾之气，升麻、柴胡条达肝气，鼓舞中阳，使阳气达于表而为固；加用白芍、五味子、金樱子等酸涩之品以和营涩津。

> 曾某，女，44 岁，2017 年 7 月 12 日初诊。主诉：双眼干涩疼痛 3 个月。前医予清肝明目、柔肝养阴等中药，并配合"玻璃酸钠"等多种眼药水，均无效。症见：双眼干涩疼痛，伴口干舌燥；舌体胖大，边有齿痕，舌暗红，苔薄黄，脉沉滑。

辨证：脾虚气弱，清窍失养。

治法：健脾益气。

处方：炙黄芪 30 g、炒白术 6 g、陈皮 6 g、升麻 6 g、柴胡 6 g、党参 6 g、炙甘草 6 g、决明子 15 g、蔓荆子 6 g、桑叶 6 g、菊花 6 g。水煎服，每日一剂，早晚分服；配合地骨皮、谷精草外洗眼部。

复诊：服药 2 剂后，双眼干涩、疼痛症状即减半；14 剂后痊愈。

【按语】：《灵枢·大惑论》曰："五脏六腑之精气皆上注于目而为之精。"而脏腑精气能上注于目则借由脾气升清之力。若脾气虚弱，无力升清，脏腑之精气不得上注则出现眼干、口干的症状。本患者舌体胖大，边有齿痕，脉沉，恰为脾虚之象，故以补中益气汤为主方，健脾益气以使精气化生有源，升发清阳以助精气上行，如此则目窍得以濡养，病症自愈。

执笔／王咏梅　审稿／杨光

【参考文献】

［1］赵春一，肖荣，杨玲玲，等.从肠道菌群角度探讨补中益气汤治疗脾虚型失眠疗效［J］.广州中医药大学学报，2020，37（11）：2057-2063.

［2］董一昕.补中益气汤对脾气虚证大鼠认知功能的影响及其机制研究［D］.北京中医药大学，2020.

柴胡加龙骨牡蛎汤

东汉·张仲景《伤寒论》

一、原文

《伤寒论·卷第三·辨太阳病脉证并治中第六》：

伤寒八九日，下之，胸满烦惊，小便不利，谵语，一身尽重，不可转侧者，柴胡加龙骨牡蛎汤主之。

柴胡四两　龙骨　黄芩　生姜切

铅丹　人参　桂枝去皮　茯苓各一两半

半夏洗，二合半　大黄二两　牡蛎熬，一两半　大枣擘，六枚

上十二味，以水八升，煮取四升，内大黄，切如棋子大，更煮一两沸，去滓，温服一升。

二、现代用法用量

柴胡 12 g、龙骨（先煎）4.5 g、黄芩 3 g、生姜 4.5 g、铅丹 1 g、人参 4.5 g、桂枝 4.5 g、茯苓 4.5 g、半夏 9 g、大黄 6 g、牡蛎（先煎）4.5 g、大枣 2 枚，水煎服，每日一剂，分两次或三次温服。

三、方论

清代吴谦《医宗金鉴·订正仲景全书伤寒论注》：

是证也，为阴阳错杂之邪。是方也，亦攻补错杂之药。柴、桂解未尽之表邪，大黄攻已陷之里热；人参、姜、枣补虚而和胃；茯苓、半夏利水

而降逆，龙骨、牡蛎、铅丹之涩重，镇惊收心而安神明，斯为以错杂之药，而治错杂之病也。

四、古代文献

（1）金朝成无己《注解伤寒论》：

伤寒八九日，邪气已成热，而复传阳经之时，下之虚其里而热不除。胸满而烦者，阳热客于胸中也；惊者，心恶热而神不守也；小便不利者，里虚津液不行也；谵语者，胃热也；一身尽重不可转侧者，阳气内行于里，不营于表也。与柴胡汤以除胸满而烦，加龙骨、牡蛎、铅丹，收敛神气而镇惊；加茯苓以行津液，利小便；加大黄以逐胃热，止谵语；加桂枝以行阳气而解身重。错杂之邪，斯悉愈矣。

（2）清代柯琴《伤寒附翼》：

伤寒八九日不解，阳盛阴虚，下之应不为过，而变症蜂起者，是未讲进于调胃承气之法，而下之不得其术也。胸满而烦，小便不利，三阳皆有是症。而惊是木邪犯心，谵语是热邪入胃。一身尽重，是病在阳明而无气以动也；不可转侧，是关少阳而枢机不利也。此为少阳阳明并病。故取小柴胡之半，以转少阳之枢；辅大黄之勇，以开阳明之阖。满者忌甘，故去甘草；小便不利，故加茯苓。惊者须重以镇怯，铅禀于金之体，受癸水之气，能清上焦无形之烦满，中焦有形之热结，炼而成丹，不特入心而安神，且以入肝而滋血矣。龙骨重能镇惊而平木，蛎体坚不可破，其性守而不移，不特静可以镇惊，而寒可以除烦热。且咸能润下，佐茯苓以利水，又能软坚，佐大黄以清胃也。半夏引阳入阴，能治目不瞑，亦安神之品，故少用为佐。人参能通血脉，桂枝能行营气，一身尽重不可转侧者，在所必需，故虽胸满谵语而不去也。此于柴胡方加味而取龙蛎名之者，亦以血气之属，同类相求耳。

（3）清代钱潢《伤寒溯源集》：

八九日，经尽当解之时也。下之，误下之也。胸满，误下里虚，邪气陷入也。烦者，热邪在膈而烦闷也。惊者，邪气犯肝，肝主惊骇也。小便不利，邪自少阳而入里，三焦不运，气化不行，津液不流也。谵语，邪气入里，胃热神昏也。一身尽重，谓脾所生病也。不可转侧，足少阳胆病也。言伤寒八九日，经尽当解之时而不解，因误下之后，使太阳之经邪，传至少阳而入里也……然此条经络纠纷，变症杂出，未可以寻常治疗也，故以小柴胡为主，加龙骨牡蛎汤主之。

五、现代研究

（1）有研究[1]将顽固性失眠的患者随机分组，对照组（$n = 64$ 例）给予地西泮常规治疗，观察组（$n = 64$ 例）在对照组的基础上给予柴胡桂枝加龙骨牡蛎汤加味进行治疗。结果显示，柴胡桂枝加龙骨牡蛎汤加味可通过抑制神经中枢来提高入睡率，从而达到治疗顽固性失眠的效果。

（2）有研究[2]通过采用糖水偏好实验和新奇摄食实验来评价大鼠的抑郁行为。结果提示，柴胡加龙骨牡蛎汤可减轻不可预见性应激诱导的抑郁行为，其机制可能与抑制 NOD 样受体蛋白 3（NLRP3）炎症小体通路有关。NLRP3 炎症小体作为固有免疫的重要组成部分，在抑郁症发病及治疗机制中发挥重要作用。研究说明，柴胡加龙骨牡蛎汤可抑制 NLRP3 介导的炎症反应及神经损伤，从而发挥抗抑郁作用。

六、疏泄解读

柴胡加龙骨牡蛎汤出自东汉张仲景的《伤寒论》。原文论述治疗太阳表证误下后，导致邪气弥漫、虚实夹杂、表里俱病的变证及治法方药，是传统的定惊安神解郁方。历代医家将本方加减用于治疗癫痫、狂、不寐、心悸、眩晕等疾病。现代临床上多将本方运用于失眠、精神分裂症、癔症、抑郁症、焦虑症、躁狂症、更年期综合征等。本方治疗内科杂病之心身同病疗效显著，尤其是中风后抑郁、帕金森病抑郁、恶性肿瘤后抑郁、冠状动脉性心脏病（冠心病）并发焦虑抑郁、心律失常、不稳定型心绞痛、心脏神经官能症等的治疗，以及功能性胃肠病、非糜烂性胃食管反流病、胆心综合征、慢性疲劳综合征等，均取得满意疗效。

柴胡加龙骨牡蛎汤和解少阳，通阳泄热，重镇安神，主治伤寒少阳兼痰热扰心证。症见胸满烦惊，小便不利，谵语，一身尽重，不可转侧。

杨叔禹教授认为，现代社会生活、工作压力大，易导致抑郁焦虑、睡眠障碍等精神神经心理类疾病，而且症状易反复，治疗棘手。柴胡加龙骨牡蛎汤形神共调，和解少阳，调和阴阳，宣畅化郁，清泻里热，降冲利饮，镇静安神，具有镇静、安眠、抗抑郁、抗癫痫、改善焦虑等作用。临床所见，患者多为阳盛之体，突然遭遇过激情志刺激，气血逆乱，郁热扰神，肝胆疏泄太过，脾胃失于运化，气郁化火化热，上扰心神。因此，使用本方治疗应激性失眠或伴有情绪症状（抑郁、焦虑）的心身疾病可能疗效最佳。

柴胡加龙骨牡蛎汤证原为太阳病误下致变。然而人体阴阳禀赋、病邪性质及轻重不同，临床表现不一，总以胸满、烦、惊、身重为主要特征，病机不离枢机不利，疏泄太过。少阳枢机不利、胆火内郁，则胸满而烦；谵语惊惕之变，乃胆火上炎，更兼胃热上蒸，心神不宁之故；而小便不利者，是少阳三焦决渎失常，水道不调之象；邪气郁于半表半里之界，内外气机无以正常运行，是以一身尽重而难于转侧。纵观全局，虽然病象所涉脏腑经络较广，但终究以少阳胆与三焦为其病变重心；而外邪入里化热为患，同时亦有内生饮邪与之狼狈为奸。饮热互结，而正气却因误下而虚馁，是以形成如此虚实互见、表里俱病之证。治宜和解少阳、通阳泄热，而兼宁心安神。柴胡加龙骨牡蛎汤为小柴胡汤去甘草，加桂枝、茯苓、大黄、龙骨、牡蛎、铅丹组成。小柴胡汤和解少阳，以除胸满而烦；而龙骨、牡蛎皆有收敛之性，龙骨归心肝脾肾大肠经，牡蛎归肝胆肾经，若取肺与大肠相表里，龙骨和牡蛎可收敛心肝脾肺肾五脏之神志，又兼重镇之功。若在临证中龙骨、牡蛎重镇之力不够，可酌情加用灵磁石、生铁落、珍珠母、琥珀等以助安神之功；因铅丹有毒，故近年多已不用；另加桂枝辛温通阳，化湿利水而解身重。

柴胡加龙骨牡蛎汤的应用要点：具备小柴胡汤证的同时，兼有"胸、满、烦、惊"，即精神抑郁症状为主症，尤其是脐腹动悸、易惊、谵语者。故其运用范围主要是以神志症状为突出表现的少阳病。神病的表现是胸满、烦惊、谵语，形病的表现是小便不利、一身尽重、不可转侧。类似《红楼梦》中王熙凤患病的性格模型，突遇强烈的情志刺激，导致气血逆乱，疏泄太过，神不得宁，形神同病。

七、验案

> 郭某，男，29岁，2015年8月15日初诊。主诉：失眠2年。患者入睡可，多梦，浅睡眠，偶有盗汗，口干，无口苦，饮食一般，无反酸打嗝，饭后常有饱胀感，疲倦乏力，大小便正常，平素心情压抑，胸口常有堵闷感；舌红，苔薄黄腻，脉弦细。

辨证：枢机不利，中焦失运，形神同病。

治法：和解枢机，调畅气机，肝脾并治。

处方：柴胡10 g、黄芩10 g、龙骨（先煎）30 g、牡蛎（先煎）30 g、党参10 g、炙甘草10 g、大枣10 g、生姜10 g、大黄3 g、茯苓15 g、干姜6 g、黄连3 g、姜半夏6 g、厚朴6 g、枳壳6 g、神曲15 g、麦芽15 g。共7剂，水煎温服，每日一剂，分两次服用。

2015年8月22日复诊：诸症改善，守方继服，以巩固疗效。

【按语】：患者平素心情压抑，肝郁气滞，少阳枢机不利，日久肝气犯胃，脾胃运化失司，治宜疏肝气，理脾胃，则气机升降有序，故予柴胡加龙骨牡蛎汤，形神同调，肝脾同治；加半夏、厚朴、枳壳，化湿和胃；加神曲、麦芽消失助运；少佐黄连清热，效果明显。

> 杨某，女，31岁，2017年7月13日初诊。主诉：失眠10年。患者入睡困难，需要半小时方可入睡，稍有声音就无法入睡，睡眠质量时好时坏，早醒，口干，无口苦，饮食可，无反酸打嗝，平素易急躁焦虑，时感胸骨正中处有堵闷感，无自汗盗汗，手脚发凉怕冷，疲倦乏力，大便一天1次，成形，月经经期延迟，量少，有血块，无痛经；舌体瘦小，舌红，苔偏薄黄，脉弦数。

辨证：气郁痰阻，郁热扰神。

治法：疏泄气机，解郁透热。

处方：柴胡6 g、桂枝6 g、龙骨（先煎）30 g、牡蛎（先煎）30 g、姜半夏 6 g、茯苓 15 g、陈皮 10 g、竹茹 10 g、远志 10 g、五味子 10 g、黄连 2 g、黄芩 6 g、连翘 6 g。共 7 剂，水煎服，每日一剂，分两次服用。

2017 年 7 月 20 日复诊：诸症好转，效不更方，继服上方 7 剂收功。

【按语】：患者性情急躁，焦虑烦急，胸骨后闷室，手足凉，综合舌脉，此为木郁不升，枢机不利，痰浊不化，郁热内蕴，故予柴胡加龙骨牡蛎汤，疏泄气机，镇静解郁，伍以温胆汤化痰理气，黄连、黄芩清泄里热，连翘透郁热，远志、五味子安神，疏镇结合，效果明显。

> 刘渡舟验案：尹某，男，32 岁，患癫痫病，平素头晕，失眠，入寐时呓语不止；胸胁苦满，自汗出而大便不爽；癫痫时常发作，望其人神情发呆，面色青白；舌质红，苔白而干，脉沉弦。

处方：柴胡 9 g、黄芩 9 g、半夏 9 g、生姜 9 g、茯苓 9 g、桂枝 6 g、龙骨（先煎）9 g、牡蛎（先煎）18 g、大黄 6 g、铅丹 4.5 g、大枣 6 枚。服一剂后，呓语止而胸胁满去，精神好转，但见气逆，欲吐不吐之状，加竹茹、陈皮各 10 g。再服 2 剂而症全消，此后癫痫未发。

【按语】：头晕、胸胁满而脉弦，证属少阳无疑。入夜梦呓犹如白昼谵语，自汗出又不恶寒，复兼大便不爽，已露阳明腑热之机。此病得于惊恐之余，又与肝胆之气失和有关。《伤寒论》曰："胸满烦惊……谵语，一声尽重，不可转侧者，柴胡加龙骨牡蛎汤主之。"与此证极为合拍[3]。

执笔 / 李婉璋　审稿 / 杨光

【参考文献】

[1] 董峰. 柴胡桂枝加龙骨牡蛎汤加味治疗顽固性失眠 128 例临床分析 [J].中医临床研究，2016，8（34）：115-117.

[2] 尚立芝，毛梦迪，许二平，等. 柴胡加龙骨牡蛎汤对抑郁大鼠海马NLRP3 通路的免疫调节作用 [J/OL].中国实验方剂学杂志，2021（04）：1-7.

[3] 刘渡舟. 经方临证指南 [M].北京：人民卫生出版社，2013：115-116.

柴胡疏肝散

明代·王肯堂《证治准绳》，引《医学统旨》

一、原文

《证治准绳·第四册·诸痛门》：

左胁痛，枳芎散，或柴胡疏肝散。

陈皮醋炒，二钱　柴胡二钱　川芎一钱半　枳壳麸炒，一钱半

芍药一钱半　甘草炙，五分　香附一钱半

水一钟半，煎八分，食前服。

二、现代用法用量

陈皮（醋炒）6 g、柴胡 6 g、川芎 4.5 g、枳壳（麸炒）4.5 g、芍药 4.5 g、炙甘草 1.5 g、香附 4.5 g，水煎服，每日一剂，分两次或三次温服。

三、方论

清代徐灵胎《医略六书》：

柴胡疏肝木以解郁，山栀清郁火以凉血，白芍敛肝阴以止血，川芎化凝血以归肝，枳壳破滞气，陈皮利中气，香附调气解气郁，薄荷解郁疏肝，甘草缓中以泻肝火也；更用童便降火以涤瘀结。为散煎冲，生者力锐而熟者性醇，务使怒火顿平则肝郁自解，肝络清和，安有胁痛呕血之患乎！

四、类方

木香顺气散出自《证治准绳》引《医学统旨》。用法用量：木香、香附、槟榔、青皮（醋炒）、陈皮、厚朴（姜汁炒）、苍术（米泔浸一宿，炒）、枳壳（麸炒）、砂仁各 3 g，甘草（炙）1.5 g，水 2 盅，加生姜 3 片，煎八分，食前服。功用：开郁化滞，行气止痛。主治：气滞不舒，肝胃不和，腹胁胀满或胀痛，胸闷食少，大便不利。

五、古代文献

清代林佩琴《类证治裁》：

> 血成块出于肝，恚怒所致也，宜柴、芍、丹、栀、生地、枣仁、沉香，或柴胡疏肝散。血从脘胁呕出，系木火乘胃所致。良由暴怒火逆，胸满胁痛，伤肝动血，柴胡疏肝散；怒伤肝火，痞结刺痛，柴胡疏肝散，或左金丸。

六、现代研究

（1）有研究[1]将失眠患者随机分组，治疗组（$n = 33$ 例）采用柴胡疏肝散为基本方，根据辨证不同随证加减，对照组（$n = 33$ 例）口服艾司唑仑（舒乐安定），疗程 14 天。结果显示，治疗组愈显率（治愈率加显效率）优于对照组（$P < 0.05$），表明柴胡疏肝散能有效改善失眠症状。

（2）有研究[2]通过实验发现柴胡疏肝散等 3 种方药能不同程度地升高 5-羟色胺 / 犬尿氨酸比例，减小犬尿氨酸 / 色氨酸的比例，降低肝脏中 3-双加氧酶的酶表达和酶活性。对色氨酸代谢调节作用大小的顺序为柴胡疏肝散＞四逆散＞逍遥散，表明柴胡疏肝散等疏肝理脾类方可降低肝中 3-双加氧酶的酶表达和酶活性，调控色氨酸代谢，从而起到抗抑郁作用。

七、疏泄解读

柴胡疏肝散出自明代张介宾的《景岳全书》，由《伤寒论》的四逆散去枳实，加枳壳、香附、川芎、陈皮而成，用于治疗肝气郁结，失于疏泄，气郁血滞而导致的胁肋疼痛，往来寒热者。历代医家运用柴胡疏肝散治疗胁痛、呕血、癥块等疾病。现代临床上多将其用于治疗多系统疾病：精神神经类疾病，如失眠、抑郁、焦虑、肋间神经痛等；乳房疾病，如乳腺增生症、乳房胀痛等；消化系统疾病，如慢性胃炎、慢性肝炎、慢性胆囊炎、脂肪肝等。

柴胡疏肝散疏肝行气，活血止痛，主治肝气郁滞证。症见胁肋疼痛，胸闷喜太息，情志抑郁或易怒，或嗳气，脘腹胀满，脉弦。

本方为疏肝解郁的经典方剂。肝主疏泄，杨叔禹教授认为，肝主疏泄调控的核心是气机。肝主疏泄调畅气机，疏可使气的运行通而不滞，泄可使气散而不郁，气机调畅则身体机能平衡。方中用柴胡苦辛入肝胆，条达肝气，疏郁结；配伍香附，疏肝理气，通气结。《本草纲目》曰："香附之气平而不寒，香而能窜，其味多辛能散，微苦能降，微甘能和，乃足厥阴肝、手少阳三焦气分主药，而兼通十二经气分。"青皮、枳壳理气止痛；川芎行气兼活血；白芍养肝阴，使肝体充足、肝气疏泄有根；甘草和中缓急止痛。全方大部使用理气药物，以疏肝理气为主，少佐补肝体、建中气。

杨叔禹教授指出，肝主疏泄，有疏泄太过和疏泄不及之分。肝气易偏亢，疏泄亢进，则肝气上逆，化热化火，热扰心神或热与津液搏结聚而成痰，临床上多见入睡困难、多梦、焦虑、口苦咽干、舌红、苔黄腻；肝气横逆、乘脾犯胃，临床上多见嗳气、脘腹胀满；肝火犯肺、木火刑金，肺气被扰，临床上可见早醒、便秘等表现。而柴胡疏肝散适用于肝气郁滞、疏泄太过且肝血不亏虚的实证者。若是疏泄不及，气郁血弱，临床上可见眠浅易醒、抑郁、善太息、胸闷气短、舌质暗淡、脉弦细；肝郁乘脾则见寐差，伴食欲下降、胃脘胀闷、四肢倦怠、大便溏稀等。而逍遥散适用于此类疏泄不及、肝郁血虚、脾失健运的虚证者。

临床上运用此方时需注意，理气药物易耗伤阴血，不宜久用，建议中病即止；血虚者慎用，或需配伍养血药物。

八、验案

方某，女，70岁，2017年03月01日初诊。主诉：胃脘胀10年余。患者胃脘胀伴嗳气、反酸，近3月来胃痛4次，伴呕吐，昨日再发1次，上述症状发作与情志有关，服用凉性、硬性及刺激性食物后症状加重，大便干燥，每日 1 次，小便黄，难以入睡，睡而易醒、多梦，甚至彻夜不眠；舌红，苔黄燥，脉沉细略涩。

辨证：肝郁犯胃，气机失和。

治法：疏肝和胃。

处方：柴胡 6 g、香附 10 g、枳壳 10 g、青皮 10 g、陈皮 10 g、生白芍 10 g、元胡 6 g、川楝子 6 g、法半夏 10 g、茯苓 15 g、茯神 15 g、苍术 10 g、厚朴 10 g、佛手 10 g、香橼 10 g、焦山楂 10 g、神曲 10 g、麦芽 10 g、天冬 15 g。共 7 剂，水煎服，每日一剂，分 2 次服。

2017 年 03 月 08 日复诊：胃胀、反酸、寐差改善，近 1 周来大便 2 次，量少，不成形，矢气多，偶有胃脘寒，伴白色稀薄泡沫样液体上逆；舌质红，苔薄黄，脉细。予原方去天冬，加干姜 6 g，共 7 剂，水煎服，每日一剂，分 2 次服。

【按语】：患者反复胃脘胀，发作多与情志刺激有关，情志不畅则肝气郁结，气机阻滞，故见胃脘胀痛不适；肝气犯胃，胃气上逆，故见呕吐。故以柴胡疏肝散疏肝理气、消胀止痛；佐以半夏、厚朴降逆；焦山楂、神曲、麦芽助中焦运化。全方助肝气条达舒畅、中焦复运、胃气和降而胀消痛止。

李某，女，41 岁，2018 年 8 月 20 日初诊。主诉：睡眠障碍 3 年余。患者自诉平素烦躁焦虑，于 3 年前开始出现入睡困难（1～2 小时）。辰下症见：入睡困难（1～2 小时），寐浅易醒，醒后难再入睡，心中烦躁，口干思饮，食欲减退，易腹痛腹泻，小便偏黄，月经经期延长，点滴不尽 10 余天，经色深，夹有血块；精神焦虑，舌淡胖，苔薄黄，脉沉细。

辨证：肝气郁滞，疏泄太过，心神不安。

治法：疏肝解郁，养血安神。

处方：柴胡 6 g、香附 6 g、川芎 3 g、枳壳 6 g、白芍 6 g、当归 6 g、茯苓 10 g、酸枣仁 15 g、知母 6 g、白术 10 g、黄芩 6 g、薄荷 6 g、黄连 2 g、

郁金 6 g、柏子仁 15 g、炒麦芽 10 g、白扁豆 10 g。共 7 剂，水煎服，每日一剂，分 2 次温服。

2018 年 8 月 27 日复诊：服上方后入睡较前改善，有困意即可入睡，入睡后仍寐浅易醒；舌质暗，苔薄白，脉弦细。继续予前方加减治疗。

【按语】：患者中年女性，长期情绪焦躁，郁而伤肝，肝气郁滞、疏泄失常，疏泄太过则阳无以入阴，故见不寐；肝郁化热，则见心烦、口干；肝主疏泄的功能还包括疏泄经血，疏泄太过则经血不收、迁延不净；患者同时伴有舌淡、脉细的肝血不足表现，故以柴胡疏肝散合酸枣仁汤加减，疏肝理气，养血安神。

执笔 / 黄文芳　审稿 / 王丽英

【参考文献】

［1］尹晟.柴胡疏肝散加味治疗失眠症 64 例临床观察 [J].实用中医内科杂志，2008（10）：11-12.

［2］丛梦雨，梁晓霞，陈丰连，等.疏肝理脾类方调控色氨酸代谢的抗抑郁作用机制及共性药效物质 [J].中国中药杂志，2021，46（14）：3633-3642.

达郁汤

清代·沈金鳌《杂病源流犀烛》

一、原文

《杂病源流犀烛·卷十八·内伤外感门》：

夫达者，通畅之义。木郁风之属，脏应肝，腑应胆，主在筋爪，伤在脾胃，症多呕酸。木喜条鬯，宜用轻扬之药，在表疏其经，在里疏其脏，但使气得通行，均谓之达。若专用吐，谓肺金盛，抑制肝木，则与泻肺气、举肝气可矣，何必吐？谓脾浊下流，少阳清气不升，则与抑胃升阳可矣，又何必吐？木郁固有吐之之理，而以吐总该达字，则未也（宜达郁汤）。

升麻　柴胡　川芎　香附　桑皮　橘叶　白蒺藜

二、现代用法用量

升麻 6 g、柴胡 6 g、川芎 6 g、香附 10 g、桑皮 10 g、橘叶 10 g、白蒺藜 10 g，水煎服，每日一剂，分两次或三次温服。

三、方论

清代沈金鳌《杂病源流犀烛》：

又有失志之人，抑郁伤肝，肝木不能疏达，亦致阴痿不起，宜达郁汤加菖蒲、远志、杞子、菟丝子。

四、类方

达郁汤出自《石室秘录》。用法用量：升麻9g、元参24g、干葛9g、青蒿9g、黄芪9g，水煎服。功用：清胃热，泻肝火。主治：火郁于胸中，胃火与肝经之火共腾而外越，致生火丹。

五、现代研究

（1）研究表明[1、2]，达郁汤加减联合耳穴贴压或五音疗法均可以不同程度地改善溃疡性结肠炎患者的中医症状，并缓解焦虑、抑郁状态，明显提高临床疗效。

（2）临床上男性勃起功能障碍、非细菌性前列腺炎、慢性胃炎等疾病的发生多与情志因素相关。由肝气郁结引起的疏泄失常，虽表现为不同的疾病，但其属相同证候，临床运用异病同治的方法，使用达郁汤加减均取得良好的疗效[3]。

六、疏泄解读

达郁汤出自清代沈金鳌的《杂病源流犀烛》。古代医家主要运用达郁汤治疗肝郁所致吐酸、阳痿等病。现代临床上主要用于治疗功能性阳痿、慢性非细菌性前列腺炎、慢性附睾炎、反酸、乳腺增生、不孕症等心身疾病，证属肝气郁结者。

达郁汤疏肝解郁，通络振痿，临床上用于治疗肝气郁结证。症见阳事不举，情志抑郁，胸胁满闷，情志抑郁，急躁易怒，善太息，失眠多梦，脉弦细。

肝五行属木，性喜舒畅顺达以行，应东方春季升发之气。例如，《医方考·郁门》说："肝木也，有垂枝布叶之像，喜条达而恶抑郁。"肝喜条达而恶抑郁，具有木的冲和条达、伸展舒畅之能。肝气郁结，肝木失于条达、升发，失于疏泄，便是"木郁"。在《素问·六元正纪大论》中有关于五气之郁的论述："郁之甚者，治之奈何""木郁达之，火郁发之，土郁夺之，金郁泄之，水郁折之。"诸郁之中，木郁为先，木郁为要。木气一郁，诸郁遂起，木郁一解，诸郁尽解。《本草便读》提道："木郁达之，疏土畅肝散结气。"

肝气郁结，疏泄失职，情志活动异常，致气机不畅、气血失和，可表现为脏腑功能改变，出现肝、胆、肺、脾、胃等病变。临床上可从郁入手，达之疏之，疏肝理气，升发阳气，治气不忘调血，治肝不离脏腑。

现代社会，节奏快，压力增大，人们的生活方式形成了"精神压抑、营养充溢、少动多逸"三大特点，导致肝气遏抑、脾气壅滞、胃失和降，使气机升降逆乱，影响了正常的疏泄功能，从而促使"五气之郁"类疾病高发，这类疾病属于现代医学心身病范畴。《灵枢·经脉》云："肝足厥阴之脉……入毛中，过阴器……挟胃、属肝、络胆，上贯膈，布胁肋。"肝主疏泄，司阴器之活动，足厥阴肝经循阴器，抵少腹。水涵则木荣，乙癸同源，肾精不足，可致肝血不足，致木郁不达，肾失作强，则见男性阳痿不举；加之营养过剩，嗜食肥甘，酿生痰湿，阻碍气机，气血不畅，痿弱不起。肝气郁滞会出现胁肋疼痛、胸闷、反酸等不适，女性多见乳房胀痛等表现。

本方用柴胡、香附疏肝解郁，且两药性升散，助肝气升发，使郁结之肝气得以伸展、升发；白蒺藜祛风通络舒肝；橘叶入足厥阴肝经气分，能散阳明，厥阴经滞气，与桑白皮合用以化痰散结；升麻升举阳气而达郁，川芎行气活血，以疏通宗筋瘀滞；桑白皮清泄肝经郁火，诸药合用，使肝气得以升发、舒展，郁或清泻，肝气条达。

本方使用大量疏肝行气之药，服之可使肝气疏泄，诸郁消除。杨叔禹教授在临床上常用本方治疗男性勃起功能障碍、女性经前乳胀，以及气滞胸闷、胁肋疼痛、肝气犯胃反酸等疾病。但也需注意，方中升散药偏多，临证需注意用量及使用时长，中病即止，避免耗伤阴血，或常配伍养肝体药物，如白芍、当归、地黄等，敛阴和阳，条达肝气。

七、验案

陈某，女性，58 岁，2018 年 01 月 03 日初诊。主诉：胸闷、咳嗽咳痰、鼻塞、流涕 3 年余。患者曾就诊他处，前医曾予泻白散加减，未见改善。症见：胸闷，胸部束缚感，咽痒，咳嗽少痰，痰黄质黏，鼻塞，流涕，涕或白或黄，质黏，纳可寐安，大便黏，小便调；舌体胖大，边有齿痕，舌暗红，苔薄黄少津，脉弦滑数。

辨证：肝失疏泄，肺失宣降。

治法：疏肝，理气，降肺。

处方：柴胡6g、升麻6g、香附10g、川芎10g、白蒺藜10g、桑白皮10g、当归10g、白芍10g、川楝子10g、元胡10g、佛手10g、香橼10g、牛膝6g。共6剂，水煎服，每日一剂，早中晚分服。

2018年01月17日复诊：服药后胸闷、胸部束缚感缓解，咳嗽大减，口干，乏力，大便不成形，小便调，纳寐可；舌体胖大，边有齿痕，舌暗红，苔薄黄，脉弦细滑。予原方加苏梗10g、生麦芽30g治疗。

【按语】：本患者胸闷，虽伴咳嗽黏痰，但并非由肺热引起，故用泻白散未见效。仔细辨证，患者因肝气郁结，疏泄失司，而出现胸闷、胸部束缚感、脉弦表现，咳嗽则由肝气不顺，肺气肃降亦失司引起，治疗上只需舒畅肝气，肺气自降而嗽止，拟达郁汤加减理气及养肝血之药治疗，未用一味止咳中药而嗽减。

> 张某，41岁，2011年6月21日初诊。患者因工作压力大，心情烦闷，与妻不和1年余，近半年来阴茎勃起困难，伴胸闷不畅，性欲低下，两胁胀满，食欲减退，时有嗳气，二便调畅；舌苔薄白，脉象细弦。

辨证：肝郁不舒，宗筋不畅，肾阴亏虚。

治法：疏肝解郁，调畅气机，滋阴补肾。

处方：炙升麻、川芎、柴胡各5g，制香附、刺蒺藜、橘叶、制首乌、枸杞子、肉苁蓉、巴戟天、枳壳各10g。每日一剂，水煎服，早晚分服。

复诊：经过2周治疗后，患者症状明显改善，1个月后痊愈。

【按语】：此病中医诊断为肝郁气滞型阳痿病。西医诊断：勃起功能障碍。《杂病源流犀烛》云："又有失志之人，抑郁伤肝，肝木不能疏泄，亦致阴痿不起。"如今社会压力大，多郁证，易出现心理障碍，似与肝气滞郁不舒、疏泄功能不调有关。因此，阳痿常有从肝论治者，非从肾治疗所能见效[3]。

执笔／孙文杰　审稿／林爵英

【参考文献】

［1］张雪莹，单海燕，薄淑萍.沈氏达郁汤加减方联合五音疗法治疗溃疡性结肠炎伴焦虑抑郁[J].山东中医杂志，2018，37（10）：824-826，868.

［2］陈雅辉，单海燕，薄淑萍.沈氏达郁汤加减方联合耳穴贴压治疗溃疡性结肠炎伴焦虑抑郁临床观察[J].四川中医，2018，36（04）：110-112.

［3］陆向东.沈氏达郁汤异病同治验案4则[J].陕西中医，2013，34（09）：1238，1247.

二陈汤

宋·陈师文等《太平惠民和剂局方》

一、原文

《太平惠民和剂局方·卷四》：

治痰饮为患，或呕吐恶心，或头眩心悸，或中脘不快，或发为寒热，或因食生冷，脾胃不和。

半夏汤洗七次，五两　橘红五两　白茯苓三两　炙甘草一两半

上为咀，每服四钱，用水一盏，生姜七片，乌梅一个，同煎六分，去滓，热服，不拘时候。

二、现代用法用量

半夏15 g、橘红15 g、白茯苓9 g、炙甘草4.5 g、生姜7片、乌梅1枚，水煎服，每日一剂，分两次或三次温服。

三、方论

清代吴谦《医宗金鉴·删补名医方论》：

半夏之辛，利二便而去湿。陈皮之辛，通三焦而理气。茯苓佐半夏，共成燥湿之功。甘草佐陈皮，同致调和之力。成无己曰：半夏行水气而润肾燥。经曰：辛以润之是也。行水则土自燥，非半夏之性燥也。或曰：有痰而渴，宜去半夏代以贝母。吴琨曰：渴而喜饮，小便利者易之。不能饮水，小便不利，虽渴宜半夏也。此湿为本，热为标，所谓湿极而兼胜己之

化，非真象也。先哲云：二陈为治痰之妙剂，其于上下，左右无所不宜，然只能治实痰之标，不能治虚痰之本。虚痰之本在脾胃，治者详之。

四、类方

导痰汤出自《传信适用方》引皇甫坦方。用法用量：半夏（汤洗7次）12 g、天南星（细切，姜汁浸）3 g、枳实（去瓤）3 g、橘红3 g、赤茯苓3 g。上为粗末，每服9 g，水2盏，生姜10片，煎至一盏，去滓，食后温服。功用：燥湿祛痰，行气开郁。主治：痰厥证。症见：头目眩晕，或痰饮壅盛，胸膈痞塞，胁肋胀满，头痛呕逆，喘急痰嗽，涕唾稠黏；舌苔厚腻，脉滑。

涤痰汤出自《奇效良方》。用法用量：南星（姜制）、半夏（汤洗7次）各7.5 g，枳实（麸炒）6 g，茯苓（去皮）6 g，橘红4.5 g，石菖蒲、人参各3 g，竹茹2 g，甘草1.5 g。上作一服，水2盅，生姜5片，煎至一盅，食后服。功用：涤痰开窍。主治：中风痰迷心窍证。症见：舌强不能言，喉中痰鸣，辘辘有声；舌苔白腻，脉沉滑或沉缓。

五、古代文献

（1）明代吴崑《医方考》：

湿痰者，痰之原生于湿也。水饮入胃，无非湿化，脾弱不能克制，停于膈间，中、下二焦之气熏蒸稠粘，稀则曰饮，稠则曰痰，痰生于湿，故曰湿痰也。是方也，半夏辛热能燥湿，茯苓甘淡能渗湿，湿去则痰无由以生，所谓治病必求其本也；陈皮辛温能利气，甘草甘平能益脾，益脾则土足以制湿，利气则痰无能留滞，益脾制其本，利气制其标也。又曰：有痰而渴，半夏非宜，宜去半夏之燥，而易贝母、栝蒌之润。余曰：尤有诀焉，渴而喜饮水者，宜易之；渴而不能饮水者，虽渴犹宜半夏也。此湿为本，热为标，故见口渴，所谓湿极而兼胜已之化，实非真象也，惟明者知之。

（2）清代汪昂《医方集解》：

此足太阴、阳明药也。半夏辛温，体滑性燥，行水利痰，为君。痰因气滞，气顺而痰降，故以橘红利气；痰由湿生，湿去则痰消，故以茯苓渗湿；为臣。中不和则痰涎聚，又以甘草和中补土，为佐也。

六、现代研究

（1）有研究[1]将痰邪蕴肺型儿童咳嗽变异性哮喘患者随机分组，观察组（$n = 58$ 例）和对照组（$n = 58$ 例）均常规采用孟鲁司特钠治疗。观察组口服二陈汤合三子养亲汤加减配方颗粒，对照组口服安慰剂颗粒，疗程 6 周。结果显示，两组患儿治疗后不同时点咳嗽症状积分和痰邪蕴肺证积分均逐渐下降，观察组总有效率、患儿咳嗽症状积分和痰邪蕴肺证积分、咳嗽缓解时间、咳嗽消失时间、患儿复发率等均优于对照组。提示：加用二陈汤合三子养亲汤加减用于儿童咳嗽变异性哮喘痰邪蕴肺证可进一步控制咳嗽症状，缩短咳嗽病程，提高生命质量，并可减轻气道炎症反应和气道高反应性，降低复发率。

（2）有研究[2]通过实验观察二陈汤对脱氢表雄酮（DHEA）诱导的多囊卵巢综合征（polycystic ovarian syndrome，PCOS）大鼠卵巢组织 B 淋巴细胞瘤 -2（Bcl-2）及 Bcl-2 关联 X 的蛋白（Bax）表达的影响，发现二陈汤对大鼠血液中的血清睾酮、促黄体生成素、促卵泡激素、雌二醇等激素水平，以及 Bcl-2 及 Bax 蛋白表达均可产生影响。提示：二陈汤对 PCOS 的作用可能与其促进卵巢组织 Bcl-2 蛋白的表达及下调 Bax 蛋白的表达，从而实现抑制卵巢颗粒细胞凋亡相关。

七、疏泄解读

二陈汤首载于宋代《和剂局方》。历代医家将本方列为理脾胃、治痰湿之专方。现代临床上将其应用于胃肠道疾病，辨证属于中湿呕逆者，如慢性胃炎、胃十二指肠溃疡等；对耳源性眩晕、妊娠恶阻、多寐症、小儿流涎等通过化裁有较好的效果。

二陈汤燥湿化痰，理气和中，主治湿痰证。症见：咳嗽多痰，色白易咯，恶心呕吐，胸膈痞闷，肢体困重，或头眩心悸；舌苔白滑或腻，脉滑。

《张氏医通》云："此方本《内经》半夏汤及《金匮要略》小半夏汤、小半夏加茯苓汤等方而立，加甘草、陈皮行气，乌梅收津，生姜豁痰，乃理脾胃、治痰湿之专剂也。"《素问·六元正纪大论》曰:"太阴所至,为积饮否隔。"《素问·至真要大论》云:"湿淫所胜……民病饮积。"《金匮要略》中明确提出:"病痰饮者,当以温药和之。"可见自古以来对痰湿证的认识已有一定的基础与运用经验,其后宋人根据前人经验总结,提出"人之气道贵乎顺,顺则津液流通,决无痰馀之患。调摄失宜,气道闭塞,水饮停于胸膈,结而成痰"的思想,继而创制二陈汤方。

二陈汤在临床上的运用范围广泛,关键在于现代人多有痰湿内生的疾患。其原因有四:①食无节制,营养过剩,食积日久,耗伤脾胃之气,则易生痰化湿;②喜食生冷水果及奶茶、饮料等,甜能生湿,又因冷饮过度,寒凉伤胃,致脾运不健,痰湿内生;③习惯熬夜,耗伤体内阳气,阳气虚损,气血津液运化失司,气郁津痹,湿痰蕴积;④现代人生活节奏快,压力大,使情志抑郁,肝失疏泄,气机不畅则津失布达,痰湿内聚。故而本方为临床上常用的基础药方,可根据不同性质的痰疾进行加减。例如,《医方集解》提道:"治痰通用二陈,风痰加南星、皂角、竹沥;寒痰加半夏、姜汁;火痰加石膏、青黛;湿痰加苍术、白术;燥痰加瓜蒌、杏仁;食痰加山楂、神曲、麦芽;老痰加枳实、海浮石、芒硝;气痰加香附、枳壳;肋痰在皮里膜外加白芥子;四肢痰加竹沥。"另外,本方具有燥湿化痰与理气和中两大作用,病位在脾肺胃,以咳嗽痰多色白、苔白润、脉滑为辨证要点。

八、验案

> 巫某,女,44岁,2017年5月10日初诊。主诉:晨起干呕伴腹胀1月余。患者近1个月来晨起干呕、纳呆、腹胀,大便偏干,夜寐可;舌红,边齿痕,苔薄黄水滑,脉滑数。既往"缺铁性贫血(中度)""子宫肌瘤""乳腺增生"病史,未治未愈。

辨证:痰湿气滞。

治法:健脾燥湿,化痰理气。

处方:姜半夏10 g、茯苓15 g、陈皮10 g、泽泻15 g、佩兰(后下)15 g、苍术15 g、青皮10 g、厚朴10 g、枳实10 g、川楝子10 g、佛手10 g、

焦楂 20 g。

复诊：加减服药 21 剂后干呕、腹胀症状缓解，食欲较前好转，二便正常，寐可。

【按语】：患者中年女性，平素性情焦虑，肝郁气滞，致气机升降失常，脾失健运，痰浊内聚，故见晨起干呕、纳呆、腹胀、大便偏干、舌红、边齿痕、苔薄黄水滑、脉滑数均为脾虚酿生湿热之象，予二陈汤加减以理气健脾，清热燥湿化痰。全方以行气利湿燥痰为主，兼以健运脾胃，攻补兼施，攻邪不伤正。

> 吴某，男，62 岁，2017 年 06 月 07 日初诊。主诉：胃脘堵塞感 2 年，加重伴胀闷 15 天。患者 2 年前始感胃脘堵塞，需细嚼慢咽后才感症状稍缓解，无反酸、呃逆、嗳气等不适。1 年前曾就诊我院，完善电子胃镜示："慢性浅表性胃炎并胃窦糜烂，Barrett 食管，食管下段隆起物 SMT 可能，胃多发息肉（病理提示慢性萎缩性胃炎）"；当时未处理，遂转诊于市中山医院，再次行电子胃镜提示食管下段平滑肌瘤，予西药对症处理后症状无改善。半月前开始出现胃脘胀闷，嗳气后觉舒，恶心欲呕，不欲食；2 天前于市中山医院复查电子胃镜，其结果大致同前，辰下症见：胃脘堵塞、胀闷，嗳气后觉舒，恶心欲呕，不欲食，大便每日一两次，不成形，小便可，寐一般；舌体胖，舌质紫暗，苔根黄厚腻，弦滑数。

辨证：肝胆湿热。

治法：清热利湿，疏肝行气。

处方：茯苓 15 g、姜半夏 10 g、香附 10 g、郁金 10 g、苏梗 10 g、青皮 10 g、陈皮 10 g、金橘叶 10 g、川楝子 10 g、佛手 10 g、元胡 10 g、白扁豆 10 g、白豆蔻（后下）10 g、黄连 3 g。水煎服，每日一剂，早晚分服。

复诊：加减服药 21 剂后胃脘堵塞、胀闷感明显改善，余症好转。

【按语】：患者情绪较为焦躁，且常年吸烟，肝气不舒，肝胆湿热，木郁土虚，气机紊乱，故出现胃脘堵塞、胀闷、恶心欲呕、纳呆及便溏。肝胆湿热，脾虚内湿易生，日久化热，故见舌苔黄厚腻。治宜清肝利湿，行气健脾。诸药合用，清热化痰，行气燥湿之力较强，确有推陈涤垢之效。

> 张某，女，41岁，2017年07月05日初诊。主诉：反复胃脘胀痛20余年，伴下腹胀痛2个月。患者20余年前患有甲肝（1989年），随后出现胃脘胀闷不适、反酸、嗳气，甚或呕吐胃内容物，期间均进行不规律治疗；近5年来常胃脘痉挛疼痛，予止痛药处理后症状好转。辰下症见：胃脘及下腹胀闷，反酸，嗳气，腹部畏寒，手足心热，口干，大便每日一两次，质中，偶尿频，纳可，自觉胃肠动力不足，易疲乏，寐一般。

辨证：肝郁脾虚。

治法：燥湿健脾，制酸和胃。

处方：茯苓15g、姜半夏15g、陈皮10g、炙甘草6g、吴茱萸3g、黄连6g、川楝子10g、白豆蔻（后下）10g、旋覆花（包煎）10g。水煎服，每日一剂，早晚分服。

复诊：服药14剂后胃脘胀痛、反酸、嗳气已改善，手足心热有所缓解，纳可寐安，二便调。

【按语】：患者情志抑郁，肝主疏泄，调畅情志，木旺乘脾犯胃，故出现胃脘嘈杂之症；脾喜燥恶湿，脾虚则运化失常，内湿易生，湿久化热化火，灼伤津液，可见口干，且湿热郁阻中焦，影响津液输布，也可出现口干之症。故用二陈汤加左金丸加减。二陈汤出自《太平惠民和剂局方》，具有燥湿理气和中之功；左金丸出自《丹溪心法》，具有疏肝和胃之功，故而收效。

执笔／林姗颖　审稿／胡天赤

【参考文献】

[1]万军，于宙，孙梦甜，等.二陈汤合三子养亲汤加减治疗痰邪蕴肺型

儿童咳嗽变异性哮喘的临床观察 [J]. 中国实验方剂学杂志，2021，27（10）：58-63.

[2] 张萍，王维斌，邵岩飞，等. 二陈汤对多囊卵巢综合征大鼠卵巢组织 Bcl-2 及 Bax 蛋白表达的影响 [J]. 北京中医药大学学报，2020，43（11）：941-950.

甘麦大枣汤

东汉·张仲景《金匮要略》

一、原文

《金匮要略·卷下·妇人杂病脉证并治第二十二》：

妇人脏躁，喜悲伤，欲哭，象如神灵所作，数欠伸，甘麦大枣汤主之。

甘草三两　小麦一升　大枣十枚

上三味，以水六升，煮取三升，温分三服。亦补脾气。

二、现代用法用量

甘草 9 g、小麦 15 g、大枣 10 枚，水煎服，每日一剂，分两次或三次温服。

三、方论

清代王子接《绛雪园古方选注·下卷》：

小麦，苦谷也。经言心病宜食麦者，以苦补之也。心系急则悲，甘草、大枣甘以缓其急也，缓急则云泻心。然立方之义，苦生甘是生法，而非制法，故仍属补心。

四、古代文献

（1）清代吴谦《医宗金鉴》：

藏，心藏也，心静则神藏。若为七情所伤，则心不得静，而神躁扰不宁也。故喜悲伤欲哭，是神不能主情也。象如神灵所凭，是心不能神明也，即今之失志癫狂病也。数欠伸，喝欠也，喝欠烦闷，肝之病也，母能令子实，故证及也。

（2）清代徐彬《金匮要略论注》：

小麦能和肝阴之客热，而养心液，且有消烦利溲止汗之功，故以为君；甘草泻心火而和胃，故以为臣；大枣调胃，而利其上壅之燥，故以为佐。盖病本于血，心为血主，肝之子也，心火泻而土气和，则胃气下达。肺脏润，肝气调，燥止而病自除也。补脾气者，火为土之母，心得所养，则火能生土也。

（3）清代尤怡《金匮要略心典》：

小麦为肝之谷，而善养心气；甘草、大枣甘润生阴，所以滋脏气而止其躁也。

五、现代研究

（1）有研究[1]将女性更年期患者随机分组，观察组（$n = 30$ 例）采用加味甘麦大枣汤治疗，对照组（$n = 30$ 例）采用盐酸帕罗西汀片治疗，比较两组患者的睡眠质量、治疗效果及对治疗的满意度。结果显示，观察组患者的治疗有效率、睡眠质量、满意度均高于对照组（$P < 0.05$）。提示：加味甘麦大枣汤可以改善更年期妇女的睡眠质量，提升患者的治疗有效率和满意度。

（2）有研究[2]通过实验证实甘麦大枣汤治疗抑郁症的作用机制主要与其能够增加抑郁症患者单胺类神经递质含量、调节单胺系统功能；降低中枢及外周促炎因子，调节中枢和外周炎症；降低血清促肾上腺皮质激素和皮质类固醇，抑制下丘脑－垂体－肾上腺轴亢进；增加脑源性神经营养因子 mRNA

及蛋白表达等有关。

六、疏泄解读

甘麦大枣汤出自东汉张仲景的《金匮要略》，乃仲景名方之一。叶天士曰："本方药看似平淡，可愈疑难大症。"历代医家主要将其用于治疗妇人脏躁、盗汗、自汗、不寐等病。现代临床上主要将其用于治疗围绝经期综合征、失眠、心脏神经官能症、抑郁症、癔症、神经衰弱、小儿多动症等疾病。

甘麦大枣汤养心安神，和中缓急，主治脏燥。症见：精神恍惚，常悲伤欲哭，不能自主，心中烦乱，睡眠不安，甚则言行失常，呵欠频作；舌淡红，苔少，脉细微数。

理解和运用本方，首先要理解本方在原文所治之病"脏躁"，此处仲景未明言五脏中哪一脏，仅言"脏"，是五脏的统称；而对"躁"字的理解，"躁"为"足"字旁，非干燥的"燥"，"躁"的本义为动作急疾，引申为性情急、不冷静、浮躁、不专一。"脏躁"之意可理解为五脏脏阴不足，失于滋养而出现的急躁、浮躁不安的一种表现。肺属金，其气燥，其志悲，其声哭，肺阴不足，肺燥故见"喜悲伤欲哭"；肝藏魂、肺藏魄、心主神明，肝肺心脏阴不足，魂魄不安，心神不宁，故见"象如神灵所作"；《黄帝内经》曰："阴阳相引，故数欠。阳气尽，阴气盛，故目瞑。阴气尽，阳气盛，故寤。肾主欠……"肾主欠，肾阴不足，不能引阳，阳不入阴，故"数欠伸"，欲寐不能寐则出现失眠。脾胃乃后天之本、气血生化之源，脾虚故血液生化乏源、五脏失养。可见，甘麦大枣汤所治为"五脏脏阴不足"之证。本方以小麦为君，《灵枢·五味篇》称"心病者，宜食麦"，清代陈念祖《金匮要略浅注》中提出"麦者，肝之谷也，其色赤，得火色而入心；其气寒，秉水气而入肾；其味甘，具土味而归脾胃"，《医林纂要·药性》认为小麦"除烦……润肺燥"，《长沙药解》说小麦"润辛金之枯燥，通壬水之淋涩，能清烦渴，善止悲伤"，可见，小麦有滋肾水、涵养肝木、养心清火除烦、润肺燥、健脾胃的作用，为甘润滋养五脏之药；配伍甘草、大枣，健脾益气养血，生津润肺而除燥，养血滋肝而息风。三药共用取其甘润平补之性，达到滋养五脏、和中缓急的作用。

从疏泄理论来理解甘麦大枣汤，杨叔禹教授认为五脏脏阴不足，疏泄之体"阴"不足，可引起疏泄失职，肝风耗伤肺津，肺燥而喜悲伤欲哭；疏泄太过，木火相煽，心神不宁，故"象如神灵所作"；疏泄太过，阴不能入阳，故数欠伸、多汗等。临床上常运用本方治疗脏阴不足、阴不能引阳之失眠症；妇女五脏阴液不足之围绝经期综合征；肝木疏泄太过，情绪抑郁焦虑症；小儿肾阴不足、肝木疏泄太过之风动，如小儿多动症、抽动秽语综合征等。临床上运用甘麦大枣汤时，淮小麦每剂用量常达 50 g 以上；肺阴不足者，配伍百合、麦冬；肾阴不足者，合用黑豆、桑葚、枸杞；肝阴不足者，配伍熟地、酸枣仁、枸杞；心阴不足则配伍柏子仁、麦冬等；原方配伍的大枣、甘草，均为药食两用之药，临床运用安全，且味道甘甜，易被患者所接受。杨叔禹教授将此方略做加味，作为"代茶饮"方，取名"豁然饮"，取豁然开朗之意。

杨叔禹教授认为，应用甘麦大枣汤的临床指征是情绪低落、郁郁寡欢、阳气不足的低迷状态，而对情绪急躁易怒的亢奋状态则应慎用。另外需要注意的是，临床上如遇痰湿、湿邪重者应慎用本方，以防甘甜滋腻助湿。

七、验案

> 林某，男，49 岁，2018 年 12 月 3 日初诊。主诉：寐差 2 年。患者近 2 年来入睡困难，需要 3～4 小时方可入睡，睡前服用 1/8 片氯硝西泮后可入睡，易醒，醒后难以入睡，下午 17—19 点常感焦虑，大便一天 1 次，成形，纳可；舌尖红，舌质暗红，苔偏薄黄，脉弦数。

辨证：脏阴不足，阴阳失和。

治法：养阴敛阳，滋养五脏。

处方：淮小麦 50 g、炙甘草 20 g、大枣 10 g、生白芍 15 g、柴胡 6 g。共 7 剂，水煎服，每日一剂，分 2 次服用。

1 周后电话回访：诉服上方后已无需氯硝西泮即可入眠，入睡时间 0.5～1 小时，每晚至少有 5 小时睡眠。

【按语】：本案男性患者，平素易焦虑、工作压力大，肝气长期疏泄失司，久而化火耗伤脏阴，脏阴不足，阳不能入阴，阴阳交合失司，故不寐。治疗用甘麦大枣汤滋养五脏、养阴敛阳；同时，该患者舌质偏红，脉弦，肝郁较甚，故加柴胡疏肝解郁，白芍柔肝缓急。可见，"脏躁"并非妇人独有，长期的压力可致肝气疏泄太过，熬夜则耗伤阴血，越来越多的男性也表现出脏阴不足的"脏躁"的临床表现。遇此类患者临床上每用甘麦大枣汤加减均可获得良效。

林某，女，58岁，2021年1月5日初诊。主诉：阵发性心悸1周。患者近1周来阵发心悸，自觉心跳加速，每日均有发作，持续几秒钟，无胸闷、胸痛，情绪急躁，纳寐可，二便自调；已绝经8年；舌红，苔薄黄，脉沉数弦。

辨证：阴血亏虚，疏泄失常，心不得养。

治法：滋补肝肾，养心安神。

处方：淮小麦50 g、红枣20 g、生甘草10 g、炙甘草10 g、制陈皮6 g、黑豆20 g、百合10 g。共7剂，水煎服，每日一剂，分2次服用。

2021年1月12日复诊：服药后阵发心悸明显好转，近1周来仅发作2次，脾气急躁亦有所改善；舌红，苔薄黄，脉沉弦。继续守方7剂。

1周后微信回访：未再诉心悸不适，嘱注意休息，调畅情志。

【按语】：本例为围绝经期女性，肝肾阴血渐亏；平素情绪急躁，肝气妄恣疏泄，更耗脏阴，脏阴不足，不能濡养心脉；加之肝郁化火，火热扰心，合而致心悸。治疗以甘麦大枣汤加减滋养脏阴，柔肝缓急，滋心阴，降心火；加黑豆滋养肾阴；加百合养心宁神。复诊症状大减，脉数已去，效不更方。可见，不管是何种疾病，只要辨证确为脏阴不足之证，则运用甘麦大枣汤均可获得佳效。

执笔／林琳　审稿／王丽英

【参考文献】

[1] 杨申花，梁芸菊，郑进福.加味甘麦大枣汤对女性更年期患者睡眠质量的改善效果分析 [J].世界睡眠医学杂志，2020，7（11）：1920-1921.

[2] 杨雪静，许二平，尚立芝.甘麦大枣汤及其合方治疗抑郁症研究新进展 [J/OL].中国实验方剂学杂志，2021（07）：1-6.

归脾汤

宋代·严用和《济生方》

一、原文

《济生方·惊悸怔忡健忘门》：

> 治思虑过度，劳伤心脾，健忘怔忡。
>
> 白术一两　茯神去木，一两　黄芪去芦，一两
>
> 龙眼肉一两　酸枣仁炒，去壳，一两　人参半两
>
> 木香不见火，半两　甘草炙，二钱半　当归一钱
>
> 远志蜜炙，一钱　（当归、远志从《内科摘要》补入）
>
> 上㕮咀，每服四钱，水一盏半，加生姜五片，枣子一枚，煎至七分，去滓温服，不拘时候。

二、现代用法用量

白术 18 g、茯神 18 g、黄芪 18 g、龙眼肉 18 g、炒酸枣仁 18 g、人参 9 g、木香 9 g、炙甘草 6 g、当归 3 g、远志 3 g、生姜 5 片、大枣 1 枚，水煎服，每日一剂，分两次或三次温服。

三、方论

清代吴谦《医宗金鉴·删补名医方论》：

> 罗谦甫曰：方中龙眼、枣仁、当归，所以补心也；参、芪、术、苓、草，所以补脾也。薛己加入远志，又以肾药之通乎心者补之，是两经兼肾

合治矣。而特名归脾何也？夫心藏神，其用为思；脾藏智，其出为意，见神智思意、火土合德者也。心以经营之久而伤，脾以意虑之郁而伤，则母病必传之子，子又能令母虚，所必然也。

四、古代文献

（1）清代汪昂《医方集解》：

> 此手少阴、足太阴药也。血不归脾则妄行，参、术、黄芪、甘草之甘温，所以补脾；茯神、远志、枣仁、龙眼之甘温酸苦，所以补心，心者脾之母也。当归滋阴而养血，木香行气而舒脾，既以行血中之滞，又以助参芪而补气。气壮则能摄血，血自归经，而诸证悉除矣。

（2）清代张秉成《成方便读》：

> 夫心为生血之脏而藏神，劳即气散，阳气外张，而神不宁，故用枣仁之酸以收之，茯神之静以宁之，远志泄心热而宁心神。思则脾气结，故用木香行气滞、舒脾郁，流利上、中二焦，清宫除道。然后参、芪、术、草、龙眼等大队补益心脾之品，以成厥功。继之以当归，引诸血各归其所当归之经也。

五、现代研究

（1）有研究[1]将精神科治疗的抑郁症患者随机分组，对照组（$n = 46$ 例）使用常规西药治疗，观察组（$n = 46$ 例）在对照组的基础上，使用中药归脾汤加减联合心理疗法治疗。结果显示，观察组治疗有效率明显高于对照组，且观察组治疗的第 2 周、第 4 周、第 8 周的汉密尔顿抑郁量表评分及 5-羟色胺及治疗后生理机能、情感职能、精神健康等 SF-36 评分均优于对照组。提示：中药归脾汤加减联合心理疗法治疗抑郁症的治疗效果显著，能够健脾养心、益气补血、宁心安神，可促进抑郁症状的逐步缓解，调节血清 5-羟色胺及去甲肾上腺素含量，提高生活质量，发挥稳定而持久的疗效。

（2）有研究[2]发现，归脾汤主要通过黄芪甲苷、龙眼多糖、人参皂苷、白术多糖、阿魏酸、酸枣仁皂苷、茯苓多糖、远志皂苷、木香烃内酯、甘草酸等有效成分之间的相互协调来发挥作用，能影响消化系统、免疫系统、血液系统的运行，从而发挥健脾补气的作用。

六、疏泄解读

归脾汤出自宋代严用和的《济生方》，原方用于治疗"思虑过度，劳伤心脾，健忘怔忡者"。历代医家对本方加减应用并有所发挥，元代危亦林在其《世医得效方》中，在归脾汤的主证中增加了脾不统血而妄行之吐血、下血。清代汪讱庵的《医方集解》中，将归脾汤应用于惊悸、盗汗、食少、妇人经带、肠风崩漏等疾病。现代临床上将本方扩展应用于多科疾病，如精神神经科的抑郁症、癔症、神经衰弱、失眠；心脑血管类疾病，如冠心病、心动过缓、心律失常、低血压；内分泌科疾病，如更年期综合征、甲状腺功能减退症；消化科疾病，如慢性胃炎、厌食症、十二指肠溃疡、消化道出血、胃食管反流病；血液科疾病，如血小板减少性紫癜、白细胞减少症、缺铁性贫血、再生障碍性贫血；五官科疾病，如慢性声带炎、视疲劳、黄斑出血等；妇科疾病，如功能性子宫出血、月经量少、崩漏、带下病；皮肤科疾病，如皮肤瘙痒症、慢性荨麻疹；肿瘤放化疗后的辅助治疗[3]。

归脾汤益气补血，健脾养心，主治气血两虚、脾不统血证。症见：心悸怔忡，健忘失眠，盗汗，体倦食少，面色萎黄，便血，皮下紫癜；妇女崩漏，月经超前，量多色淡，或淋漓不止；舌淡，脉细弱。

杨叔禹教授认为，木郁不达，失于疏泄，木不疏土，土壅则运化无权，气血生化乏源。疏泄不及则肝气的升、动、散无力，不能维持全身气机疏通畅达，导致情志调节抑滞，出现忧郁胆怯、懈怠乏力、善太息等症状。心主血脉，心藏神，心失所养，心血亏虚则神无处安藏；脾主统血，在志为思，思虑过度，劳伤心脾，脾气亏虚，因而体倦、食少、虚热；心血暗耗，心失所养，则见惊悸、怔忡、健忘、不寐、盗汗、面色萎黄等。《景岳全书·不寐》中指出："劳倦思虑太过者，必致血液耗亡，神魂无主，所以不眠。"因此，归脾汤的病机是疏泄不及，气机内郁，脾失健运，心失所养，神不得宁。

归脾汤是治疗此类虚性失眠的常用方。方中以参、芪、术、草大队甘温之品补脾益气以生血，使气血旺而血生；当归甘辛温，养肝助疏泄而生心血，龙眼肉甘温补血养心；茯苓（多用茯神）、酸枣仁宁心安神；远志交通心肾而定志宁心；木香辛香而散，理气醒脾，与大量益气健脾药配伍，以防益气补血药滋腻滞气；大枣调和脾胃，以资化源。全方共奏益气补血、健脾养心之功，为治疗思虑过度、劳伤心脾、气血两虚之良方。

本方以心悸失眠，体倦食少，舌淡，脉细弱为辨证要点。其主治不寐的临床症状不尽然均见"烦"，但必定有"心悸"，血不养心，心悸怔忡，同时合并脾虚之征象。正常的睡眠依赖于人体"阴平阳秘"，气机调畅，疏泄有度，则脏腑气血调和，心神安定，阴阳和合。

本方的配伍特点：①心脾同治，重点在脾，使脾旺则气血生化有源，方名归脾，意在于此；②气血并补，但重在补气，气为血之帅，气旺脾健则营血生化有源，血能养心则神藏心宁，气血相融而阳能入阴，使阴阳交泰，昼精夜寐自无心悸、失眠、健忘等心神不宁之症；③补气养血药中佐以木香理气醒脾，补而不滞。

七、验案

刘某，女，51岁，2017年12月4日初诊。主诉：寐差2年。患者平素多忧多虑，起初入睡困难，多梦易醒，反复发作，遂致彻夜不能入睡，随之月经失调，淋漓不断已2年；近日面浮，午后潮热，双下肢浮肿，面色白黄无华；舌体胖，苔白中厚，脉象双寸关大而无力，尺脉沉弱。

辨证：劳伤心脾。

治法：健脾益气，养心宁神。

处方：白术15g、茯苓10g、黄芪30g、远志15g、龙眼肉10g、酸枣仁20g、党参10g、木香10g、甘草5g、珍珠母15g、白芍12g。共7剂，水煎服，每日一剂，分2次温服。

2018年12月12日复诊：服药后自觉症状稍有减轻，继用上方加味，后服归脾丸调养而愈。

【按语】：思伤脾，患者平素多忧虑，忧虑伤神，此证源于劳伤心脾，气血生化之源不足，脾虚血失统摄，治当健脾益气，养心宁神，故予归脾汤加减。

> 吕某，女，30岁，2018年6月23日初诊。主诉：失眠伴心悸、月经量少1月余。患者1个月前入睡困难，容易苏醒，半睡半醒，近日失眠加重，睡眠时间多为3～4小时，伴急躁易怒、多梦、食少气短，大便偶尔干燥，小便可，经少色淡，提前而至；舌边尖红，苔薄白，脉细无力。

辨证：脾虚肝郁，枢机不利。

治法：健脾疏肝，补气养血。

处方：黄芪30 g、蜜远志15 g、合欢皮20 g、当归20 g、白术15 g、柴胡15 g、茯苓30 g、白芍15 g、党参30 g、黄芩15 g、薄荷（后下）10 g、黄连3 g、炙甘草10 g、鸡血藤30 g、夜交藤50g。共7剂，水煎服，每日一剂，分3次温服。

2018年6月30日复诊：用药7剂后患者睡眠情况有所好转，上周劳累后又出现失眠症状，伴有疲乏、不欲食、心烦，舌尖红，舌质暗，脉细无力，故在上方基础上去合欢皮、白术、白芍、薄荷、鸡血藤，再加麦冬10 g、大黄4 g、干姜15 g、炒鸡内金20 g，共7剂，水煎服，每日一剂，分3次温服。

2018年7月9日三诊：患者失眠症状消失，情志舒畅。

【按语】：综合舌脉，此为思虑伤脾兼肝郁气结，气血生化之源不足，脾虚血失统摄，血为气之母，血虚则气短，加之患者忧思劳心过度，肝郁气结，枢机不利，故气血两虚，治宜健脾益气，补血养心，兼以疏肝宁神，故予归脾汤合逍遥散加减。

执笔／谢嬡　审稿／叶钢福

【参考文献】

[1] 冯璐，周文静，于黎，等.中药归脾汤加减联合心理疗法治疗抑郁症的疗效研究 [J].中华中医药学刊，2020，38(12)：134-137.

[2] 张楚洁，刘慧萍，杨璐瑜，等.归脾汤有效成分与现代药理学的关联性 [J].中成药，2020，42(06)：1553-1558.

[3] 钱会南.归脾汤临床应用及实验研究现状 [J].中国中医药信息杂志，2001，8(9)：23-24.

桂枝加龙骨牡蛎汤

东汉·张仲景《金匮要略》

一、原文

《金匮要略·卷上·血痹虚劳病脉证并治第六》：

> 夫失精家，少腹弦急，阴头寒，目眩发落，脉极虚芤迟，为清谷亡血失精，脉得诸芤动微紧。男子失精，女子梦交。桂枝加龙骨牡蛎汤主之。
>
> 桂枝三两　芍药三两　生姜三两　甘草二两
>
> 龙骨三两　牡蛎三两　大枣十二枚
>
> 右七味，以水七升，煮取三升，分温三服。

二、现代用法用量

桂枝 9 g、芍药 9 g、生姜 9 g、甘草 6 g、龙骨（先煎）9 g、牡蛎（先煎）9 g、大枣 12 枚，水煎服，每日一剂，分两次或三次温服。

三、方论

清代尤怡《金匮要略心典·血痹虚劳病脉证并治第六》：

> 徐氏曰：桂枝汤外证得之，能解肌去邪气；内证得之，能补虚调阴阳，加龙骨、牡蛎者以失精梦交为神精间病，非此不足以收敛其浮越也。

四、古代文献

（1）清代吴谦《医宗金鉴》：

失精家，谓肾阳不固精者也。少腹弦急，虚而寒也。阴头寒，阳气衰也。目眩，精气亏也。发落，血本竭也。若诊其脉极虚而芤迟者，当知极虚为劳，芤则亡血，迟则为寒，故有清谷、亡血、失精之证也。

（2）清代汪昂《医方集解》：

桂枝生姜之辛以润之，甘草、大枣之甘以补之，芍药之酸以之，龙骨、牡蛎之涩以固之。

（3）清代徐彬《金匮要略论注》：

桂枝、芍药，通阳固阴；甘草、姜、枣，和中、上焦之营卫，使阳能生阴，而以安肾宁心之龙骨、牡蛎为辅阴之主。

五、现代研究

（1）有研究 [1] 将心肾不交型早泄患者随机分为桂枝加龙骨牡蛎汤加味组（ $n = 33$ 例）、金锁固精丸组（ $n = 31$ 例）、曲唑酮组（ $n = 32$ 例），疗程为 4 周，停药后 4 周随访。研究表明，桂枝加龙骨牡蛎汤加味治疗心肾不交型早泄疗效良好，可改善患者的早泄症状评分，延长阴道内潜伏时间，提高患者配偶的性生活满意度。其疗效机制可能与降低血清瘦素水平和提高 5-羟色胺水平相关。

（2）有研究 [2] 通过实验发现，桂枝加龙骨牡蛎汤治疗注意缺陷多动障碍的作用机制与其提高血清促肾上腺皮质激素、皮质酮、促肾上腺皮质激素释放激素水平（CRH）水平，增加下丘脑盐皮质激素受体（MR）、糖皮质激素受体（GR）、CRH 及海马 GR、MRmRNA 的表达，从而调控下丘脑 – 垂体 – 肾上腺（hypothalamic–pituitary–adrenal，HPA）轴功能有关。各方药组对 HPA 轴功能的影响程度依次为桂枝加龙骨牡蛎汤＞甘麦大枣汤＞石菖蒲 – 远志。

六、疏泄解读

桂枝加龙骨牡蛎汤载于东汉张仲景的《金匮要略·血痹虚劳病脉证并治第六》篇，用于治疗阴精流失、阴损及阳之虚劳病。后世医家多将本方证解读为甘温益气、调和营卫、养血安神之剂。现代临床上[3]多将本方运用于遗精、阳痿、梦交、不育、性交恐惧症；遗尿、尿频、淋证；汗证；失眠、心悸、头痛；眩晕、胸痹、脉迟证；哮喘、感冒；奔豚；泄泻、便秘；慢性非特异性肠炎、慢性结肠炎；白细胞减少症；慢性宫颈炎、更年期综合征；儿童多动症等。以上疾病，均可归类于心身疾病。对于其他心身疾病，如癫狂、烦躁证、癔症、心律失常以及功能性胃肠病，如胃肠神经官能症、自主神经功能紊乱等的治疗，本方均取得一定的疗效。

桂枝加龙骨牡蛎汤调和营卫，交通心肾，涩精固脱，镇静安神，主治营卫不调、阴阳失和、心肾不交之证。症见：男子失精，女子梦交，自汗盗汗，心悸，失眠多梦，不耐寒热；舌淡，苔薄，脉来无力者。

杨叔禹教授认为，阴阳调和则心神得养。《素问·生气通天论》载："阴平阳秘，精神乃治。"阴气藏于内以养阳气，阳气卫外以固护营阴，只有阴阳平衡，气血调达，才能神宁寐安。心主血脉，心藏神；心血虚则神无所依，心神不宁，易致失眠、多梦、健忘、心悸等不适。阴损及阳，营血不足则心气浮越，相火偏亢，扰动精室而致遗精；心火浮越，虚热上冲致血热则目眩发落；心火亢于上，不能下济于肾，下元虚冷，则少腹弦急、阴头寒、脉微紧。综上，桂枝加龙骨牡蛎汤的病机为情绪不调，阴阳失和，阳不入阴，心神不安，夜不能寐，神摇于上，精遗于下。治疗如《难经·十四难》记载："损其心者，调其营卫。"故用桂枝汤调和营卫，交通阴阳，宁心安神。其中桂枝辛甘温，入心经，温心阳，助心气；白芍苦酸微寒，养血敛阴，配伍桂枝调和营卫，温中补虚，调补气血；龙骨牡蛎镇静安神，收敛浮越之气，固护阴精；配伍桂枝温通心脉、平冲定悸；炙甘草、大枣、生姜甘辛平温，健脾和胃，扶助正气。清代尤在泾在《金匮要略心典》中解析本方："桂枝汤外证得之，能解肌去邪气。内证得之，能补虚调阴阳。加龙骨、牡蛎者，以失精梦交为神精间病。非此不足以收敛其浮越也。"

随着社会压力的增大，情志因素导致的气机失调、疏泄失常、心神失养、脾胃失和者日益增多。桂枝加龙骨牡蛎汤的睡眠障碍、脾胃失和、情志异常"三联征"表现中，多为形体瘦弱，脾胃素虚，又多思善虑之体，本就营血不足，遇情志刺激，所欲不遂，致疏泄不及，气血不调，形神俱病。神病见失眠、多梦、健忘、心悸等症；形病见男子失精、女子梦交、自汗盗汗、不耐寒热、目眩发落等症。使用本方治疗可达气血充、疏泄平、阴阳和之效，则心有所养，神有所归。

桂枝加龙骨牡蛎汤治疗失眠的应用，需具备情志失调的诱因，上冲逆而下虚寒，常见失眠多梦、心悸、盗汗等，以神不得养、失精不固为要点。

七、验案

> 黄某，女，28岁，2018年3月15日初诊。主诉：失眠多梦1年。患者入睡可，多梦，午睡后心慌不适，平素乏力，易汗出，偶有反酸，无口干、口苦，饮食可，大便时不成形，不粘厕，小便正常；舌质淡红，边有齿痕，苔薄黄，脉略弦滑。

辨证：阴阳失和，营卫失调。

治法：调和营卫，交通阴阳。

处方：桂枝10 g、白芍10 g、龙骨（先煎）30 g、牡蛎（先煎）30 g、黄芩10 g、党参10 g、甘草10 g、大枣10 g、枳实10 g、生姜10 g、酸枣仁40 g、浮小麦30 g、五味子15 g。共7剂，水煎服，每日一剂，分两次服用。

2018年3月22日复诊：诸症改善，可守方继服。

【按语】：患者平素易乏力，易汗出，属营卫失和，阴阳不调之兆，大便不成形乃条文中"清谷"之征，心慌不适系阳气浮而不敛，治宜调和营卫，潜阳入阴，故予桂枝加龙骨牡蛎汤加减，潜阳固涩，交通心肾。

> 林某，女，44岁，2019年11月9日初诊。主诉：失眠5年，加重6个月。患者期间反复就诊于神经内科，目前口服"思诺思1片、氯硝西泮半片"助眠。近半年来因家务事而情绪不畅，症状加重，入眠困

难，甚则彻夜难眠，心悸乏力，睡浅多，少许黄痰。患者形体消瘦，食欲欠佳，大便秘结，2～3天一行；舌质淡红瘀点，苔薄白，精神疲惫，脉弦细无力。既往"桥本氏甲状腺炎"病史，反复外感。

辨证：中气不足，营卫失和。

治法：建中益气，调和营卫，交通阴阳。

处方：桂枝10 g、白芍10 g、龙骨（先煎）15 g、牡蛎（先煎）15 g、茯神15 g、法半夏10 g、陈皮6 g、炙甘草6 g、枇杷叶10 g、炒山楂10 g、党参10 g、枳实7 g、鸡内金10 g、桃仁10 g、牡丹皮10 g。共7剂，水煎服，每日一剂，分3次服用。期间守法加减，诸症明显缓解。

2019年12月27日复诊：患者已停口服西医10天，入眠已快，心悸乏力基本消失，纳食增，大便调畅，两天一行；舌质淡红，苔薄白，脉弦缓。处方：桂枝10 g、白芍10 g、生姜5片、炙甘草6 g、大枣15 g、党参10 g、龙骨（先煎）15 g、牡蛎（先煎）15 g、当归10 g、法半夏10 g、陈皮6 g、酸枣仁15 g、柏子仁10 g。共7剂，水煎服，每日一剂，分3次服用，巩固疗效。

【按语】：《内经·灵枢·大惑论》云："夫卫气者，昼日常行于阳，夜行于阴，故阳气尽则卧，阴气尽则寤。"又云："卫气不得入于阴，常留于阳。留于阳则阳气满，阳气满则阳盛，不得入于阴则阴气虚，故目不瞑矣。"故营卫不和，卫气运行障碍，夜晚不入于营阴，是不寐的基本病机。患者素体脾胃柔弱，反复外感，营卫不调，加之情志不畅，疏泄不足，气血阴阳不和，久病成瘀，致失眠、心悸、食欲不振、便秘等。初诊予桂枝汤调和阴阳，使卫气充足，夜晚卫气则可入于阴分，不寐自解；龙骨牡蛎重镇安神，桂枝茯苓丸化瘀通阳，茯神、半夏、陈皮祛痰宁心，党参、炒山楂、鸡内金健脾助运。后以桂枝汤加味调和营卫收功，脏腑和则不寐除。

蔡某，女性，58岁，2014年6月18日初诊。主诉：失眠半年，加重3个月。患者于半年前行腰椎间盘手术后出现失眠，3月来症状加重，曾间断服用安定类及养血安神类中药汤剂治疗，效果不显。每于后半夜入眠，或彻夜难眠，伴头晕不适，时有胃脘隐痛，无心烦急躁，口不干，纳食可，进食油腻、寒凉则腹泻，小便调。患者形体消瘦，面色萎黄，神疲乏力；舌质淡暗略胖，苔薄白微腻，边尖明显齿痕，脉沉涩，关滑。

辨证：阴阳失调，痰热内扰。

治法：甘温益气，化痰清热，调和营卫。

处方：桂枝10 g、白芍10 g、炙甘草6 g、生姜5片、龙骨（先煎）30 g、牡蛎（先煎）15 g、茯神20 g、法半夏10 g、陈皮10 g、竹茹10 g、石菖蒲10 g、川芎12 g、白豆蔻6 g。共5剂，每日一剂，水煎2次，搅匀早中晚分服。

2014年6月26日复诊：诉药后第3天开始睡眠可，无汗出，但昨夜至凌晨1点才入眠，4点醒后未能再次入眠。胃痛未发作，大便调。舌质淡暗略胖，苔薄白根部微腻，边尖小齿痕，脉沉涩；未诉头晕头痛。上方减陈皮、竹茹，加合欢皮15 g、夜交藤15 g继服。

2014年7月1日三诊：诉服药后睡眠基本正常，入眠快，余无不适，守方继服5剂，巩固疗效。

【按语】：《金匮要略》曰："夫失精家，少腹弦急，阴头寒，目眩，发落，脉极虚芤迟，为清谷，亡血失精。脉得诸芤动微紧，男子失精，女子梦交，桂枝加龙骨牡蛎汤主之。"方中桂枝汤能和营卫，调脾胃而调和阴阳，加入龙骨、牡蛎，收敛神气，固护心肾精气。方中桂枝温阳气，助气化，通营血；芍药调营和血，养肝敛阴，两药合用可温阳和阴。生姜、大枣助桂枝、芍药以和营卫，调气血。龙骨、牡蛎重镇固涩，又能潜阳入阴，使阴阳相济，为调理阴阳的良方。温胆汤理气化痰，和胃利胆。方中以半夏为主，降逆和胃，燥湿化痰，为主药。辅以竹茹清热化痰，止呕除烦；枳实行气消痰，使痰随气下。佐以陈皮理气燥湿；茯苓健脾渗湿，脾湿祛痰消；姜、枣益脾和胃。使以甘草调和诸药。综合全方，共奏理气化痰、清胆和胃之效。

二方合用，阴阳调匀，营卫和合，痰化气调，心肾相交，脾胃健运，故夜眠安，诸症失，收效捷。

执笔／吴玉玲　审稿／叶钢福

【参考文献】

[1] 程宛钧，张敏建，史亚磊，等.桂枝加龙骨牡蛎汤加味治疗心肾不交型早泄 96 例的临床观察 [A].中国中西医结合学会男科专业委员会.第十二次全国中西医结合男科学术大会暨全国中西医结合男科诊疗技术研修班暨 2017 上海市中西医结合学会上海市中医药学会泌尿男科专业委员会学术年会讲义论文资料汇编 [C].中国中西医结合学会男科专业委员会：中国中西医结合学会，2017：2.

[2] 唐彦，程艳，景晓玉，等.龙牡桂枝汤及其拆方对注意缺陷多动障碍模型大鼠下丘脑－垂体－肾上腺轴的影响 [J].中国实验方剂学杂志，2020，26（09）：23-28.

[3] 储开博，何丽清.桂枝加龙骨牡蛎汤的现代临床研究 [J].中医药研究，2001，2（17）：59-61.

黄连阿胶汤

东汉·张仲景《伤寒论》

一、原文

《伤寒论·卷第六·辨少阴病脉证并治第十一》：

少阴病，得之二三日以上，心中烦，不得卧，黄连阿胶汤主之。

黄连四两　黄芩二两　芍药二两　鸡子黄二枚　阿胶三两

上五味，以水六升，先煮三物，取二升，去滓，内胶烊尽，小冷，内鸡子黄，搅令相得，温服七合，日三服。

二、现代用法用量

黄连 12 g、黄芩 6 g、芍药 6 g、鸡子黄 2 枚、阿胶 9 g，水煎服，阿胶烊化，鸡子黄搅匀冲服，每日一剂，分两次或三次温服。

三、方论

清代柯琴《伤寒附冀·删补名医方论》：

此少阴之泻心汤也。凡泻心必藉连、芩，而导引有阴阳之别。病在三阳，胃中不和，而心下痞硬者，虚则加参、甘补之，实则加大黄下之。病在少阴，而心中烦不得卧者，既不得用参、甘以助阳，亦不得用大黄以伤胃矣。用芩、连以直折心火，用阿胶以补肾阴，鸡子黄佐芩、连，于泻心中补心血；芍药佐阿胶，于补阴中敛阴气，斯则心肾交合，水升火降。是以扶阴泻阳之方，变而为滋阴和阳之剂也。是则少阴之火，各归其部，心中之烦不得卧可除矣。经曰：阴平阳秘，精神乃治，斯方之谓欤！

四、古代文献

（1）金朝成无己《注解伤寒论》：

阳有余，以苦除之，黄芩、黄连之苦，以除热；阴不足，以甘补之，鸡黄、阿胶之甘，以补血；酸，收也，泄也，芍药之酸，收阴气而泄邪热。

（2）清代陈修园《伤寒论浅注》：

少阴病，得之二叁日以上，自二日以及叁日，各随三阳主气之期，以助上焦君火之热化也。下焦水阴之气不能上交於君火，故心中烦；上焦君火之气不能下入于水阴，故不得卧。法宜壮水之主以制阳光，以黄连阿胶汤主之。

（3）清代尤怡《伤寒贯珠集》：

少阴之热，有从阳经传入者，有自受寒邪，久而变热者，日二三日以上，谓自二三日至五六日，或八九日，寒极而变热也，至心中烦不得卧，则热气内动，尽入血中，而诸阴蒙其害矣。盖阳经之寒变，则热归于气，或入于血，阴经之寒变，则热入于血，而不归于气，此余历试之验也。故用黄连、黄芩之苦，合阿胶、芍药、鸡子黄之甘，并入血中，以生阴气，而除邪热。成氏所谓阳有余，以苦除之，阴不足，以甘补之是也。

五、现代研究

（1）有研究[1]将阴虚火旺证失眠患者随机分组，选用黄连阿胶汤加味治疗，观察其临床疗效及对 5-羟色胺和多巴胺水平的影响。对照组（$n=$ 40 例）口服劳拉西泮片，观察组（$n=40$ 例）在对照组治疗的基础上，口服黄连阿胶汤治疗，疗程 4 周。研究表明，黄连阿胶汤加味可有效地改善患者的中医证候积分，改善睡眠进程和睡眠结构，缓解焦虑、抑郁状态表现，提高睡眠和生活质量。其作用机制可能和提高 5-羟色胺水平以及降低多巴胺水平有关。

（2）有学者[2]对黄连阿胶汤的药理研究进展进行归纳，发现黄连阿胶汤与5-羟色胺含量之间存在关联，推测其治疗失眠的机制可能与黄连阿胶汤抑制了5-羟色胺含量下降有关。

六、疏泄解读

黄连阿胶汤出自东汉张仲景的《伤寒论》，用于治疗心肾不交之不得卧。历代医家对本方加减应用，多有发挥。明代李中梓用本方治疗温毒下利，少阴烦躁之失眠；清代吴鞠通用本方治疗少阴温病；民国时期陆渊雷用本方治疗淋证小便热，茎中痛血少者。现代临床上应用本方治疗神经系统心身疾病，如慢性疲劳综合征、产后焦虑抑郁、中风后失眠；消化系统心身疾病，如慢性胃炎、胃神经症；内分泌系统心身疾病，如糖尿病并发症、更年期综合征、口干综合征；泌尿系统心身疾病，如前列腺炎、过敏性膀胱炎、尿道综合征等疾病，在提高睡眠质量的同时，能够改善其心理情绪障碍。

黄连阿胶汤滋阴降火，除烦安神，主治阴虚火旺、心肾不交证。症见：心中烦热，失眠不得卧，口燥咽干；舌红，苔少，脉细数。

杨叔禹教授指出，黄连阿胶汤是滋水制火，清热宁心，交通心肾，寓补于泻的代表方剂。《格致余论》言："人之有生，心为之火，居上；肾为之水，居下；水能升而火能降，一升一降，无穷矣，故生意存焉。"心肾相交，是人体气机升降的重要环节，也是形病与神病之间的关键环节。少阴统辖心肾，在生理情况下，心火下降以温肾水，肾水上济以制心火，二者相互制约、相互资生，阴阳和合，夜得安寐。其中，心在人的神志活动中扮演重要角色，心神以清净为本，清静为要。水谷精微化赤为血，上奉于心，则心得所养，心神安宁；肾者，主蛰，封藏之本，精之处也。肾精上承于心，心气下交于肾，阴精内守，卫阳护外，阴阳协调，则神志安宁。心五行属火，肾五行属水，心火下降，肾水上承，心肾相交，方能安卧。其中，疏泄太过者，见于体盛之人，多因五志过极，心火内炽，不能下交于肾；疏泄不及者，见于素体虚弱，气血亏虚之人，多因思虑过度，或久病劳倦，伤阴耗精，精血内耗，肾水枯竭于下，不能上承于心，水火不济，心火独亢于上，扰动心神，使人虚烦不眠；肾阴虚则志伤，心火盛则神动，心肾失交则神志不宁，从而导致失眠。临床上除失眠外，患者常伴多梦、抑郁、烦躁、咽干口燥、腰膝酸软、舌质偏红、脉细数等表现。

黄连阿胶汤组成为黄连 12 g、黄芩 6 g、芍药 6 g、鸡子黄 2 枚、阿胶 9 g。方中黄连、黄芩味苦，色黄赤，清热泻火而不损心气，使心火得以下降；阿胶、鸡子黄为血肉有情之品，可以滋补心肾之阴；芍药补泻一体，双效其功，酸敛阴气而泻邪，芍药配黄芩、黄连，酸苦泄热，清热除瘀，清解气分和血分之热结；芍药配阿胶、鸡子黄，酸甘化阴，清润清滋清补。《素问·脏气法时论》认为鸡为肾畜，肾属水，藏精，鸡子黄为鸡之胚胎，具化育之功，有敛阳之能，使阳气不浮不越。鸡子黄敛阳则引心火下潜，益精可使阴水上承以济心火[3]，心火下潜于肾，与肾水交泰，神气安宁，心气收益。阿胶滋补阴血以澄血之源、洁水之流，监鸡子黄之腻，制黄连之燥。全方有清热除烦、滋阴生血、润燥止血之功。临床上满足疏泄失常，形神不调之机，见形神俱病及失眠心烦为主者，具备肾阴亏虚，舌红绛无苔，脉细数等黄连阿胶汤证的指征，则可选择本方使用。

本方的煎服法尤为重要，应先将黄连、黄芩、白芍以水约 1200 毫升，煮取 400 毫升，去滓，纳入阿胶烊化，再平均分成 3 份，嘱其上午、下午及晚饭后各服 140 毫升。第 3 次服药时应将汤药先加热至微温 40℃以下，再将鸡子黄加入汤药中搅匀。不可在汤药热烫或过凉时加入鸡子黄，否则疗效会受到影响。

仲景本方为治少阴热化证而设，即少阴肾水不足、心火偏亢的心肾不交之证。黄连阿胶汤证与栀子豉汤证均以心烦不得眠为主证，但二者病机有虚实之分。黄连阿胶汤以肾水亏虚为本，不能上济于心，治宜滋阴泻火；栀子豉汤证为无形邪热扰于胸膈，实证无疑，治宜清宣郁热。

七、验案

杨某，女，82 岁，2019 年 8 月 8 日初诊。主诉：失眠心烦 2 月余。患者平素独居，形体消瘦，2 月前因生活琐事，心情不畅，渐出现失眠、心烦，常彻夜不眠，伴口干、头晕头痛、腰膝酸软，夜尿频，大便不畅，2～3 日一行；舌红无苔，脉细数。

辨证：肾阴亏虚，心火亢盛，疏泄太过，神不得宁。

治法：补肾阴，清心火，交通心肾。

处方：黄连9g、黄芩10g、白芍15g、阿胶（烊化）6g、炒栀子10g、鸡子黄（睡前入药液中）一枚。水煎服，每日一剂，分3次服，嘱上午、下午以及晚餐后一小时各服1次。

2019年8月15日复诊：7剂后患者入眠快，口干消失，心烦缓解，大便畅通。上方减阿胶，加黄精20g、夜交藤20g再服7剂，水煎服，每日一剂，分3次服，嘱早、中、晚饭后一小时各服1次。

2019年8月29日三诊：患者已能安然入睡，诸症皆愈。

【按语】：黄连阿胶汤治疗"少阴病，心中烦，不得卧"。少阴经包括手少阴心经和足少阴肾经，属于水火之经。心主火，为君主之官，神明出焉；肾主水，肾藏精，内寓真阴真阳，为先天之本。心肾相交，水火相济，维持人体正常的生命活动。清代《冯氏锦囊·卷十二》提出："壮年人肾阴强盛，则睡沉熟而长，老年人阴气衰弱，则睡轻微易知。"本案患者80岁高龄，肾阴本虚，又遇情绪应激，致阴虚火旺，水火失济，故出现失眠、心烦、口干等症。"壮水之主，以制阳光"，阿胶、鸡子黄等血肉有情之品直补肾阴；黄芩、黄连苦寒之剂清体内亢盛之心火；白芍通于心，既清心火又助养心血；炒栀子清心助寐。药对方，一碗汤。理明则药证相合，效果尽显。

詹某，女，43岁，2020年6月12日初诊。主诉：失眠半年，加重2月余。患者半年前行左侧乳腺恶性肿瘤手术，术后行放化疗治疗，半年来心烦，失眠反复，2月前放疗结束后，症状明显加重，入眠慢，睡浅易醒，甚则彻夜不寐，伴脐周烧灼感，口干，嗳气，大便偏干；舌质郁红，舌质干，少苔，脉细数。

辨证：阴虚火旺，阴阳不交。

治法：滋肾清心，调和阴阳。

处方：黄连6g、黄芩6g、白芍10g、阿胶（烊化）10g、茯神20g、姜半夏10g、海螵蛸20g、浙贝10g、吴茱萸6g、鸡子黄（睡前入药液中）

一枚。水煎服，每日一剂，分 3 次服，嘱早、中、晚饭后一小时各服 1 次。

2020 年 6 月 19 日复诊：7 剂后，患者烦躁除，入眠快，夜间醒后可以很快入眠，脐周烧灼感以及口干减轻，大便畅通。上方减阿胶，加黄精 20 g、夜交藤 20 g 再用 7 剂，水煎服，每日一剂，分 3 次服，嘱早、中、晚餐后一小时各服 1 次。

2020 年 6 月 26 日三诊：患者睡眠佳，口干、脐周烧灼感消失。

【按语】：患者青年女性，乳腺恶性肿瘤术后放化疗后，正气亏虚，阴液耗伤，阴虚则生内热，且肾水不足，真阴耗伤，不能上交于心，致心火内盛，神失所主，故出现烦躁、失眠，伴有口干、便干、脐周灼热等症状。综合舌质郁红而干，有裂纹，少苔，脉细数，属心肾不交，阴虚阳亢之失眠烦躁。治疗选用黄连阿胶汤，驱邪不忘扶正，清热不离养阴。合用左金丸，柔肝理脾，全方既能交通心肾水火，又能调畅中焦气机，使上下和合，心神得安。

刘渡舟验案：程某，女，47 岁。天癸将竭，已值更年期，患病至今已有 3 年多。每次发病开始时便觉心中烦乱，莫能言状，继而周身烘热难忍，少顷则蒸蒸汗出，汗出后则热去而安，每次发作约 5 分钟。近来发作频繁，每半小时左右发作 1 次，不分昼夜，夜不能安寐，伴见大便或干或稀而不调。舌质红绛少苔，脉弦按之无力。

辨证：阴不制阳，阴阳失调。

处方：黄连 12 g、黄芩 3 g、阿胶（烊化）12 g、白芍 6 g、鸡子黄 2 枚。服药 5 剂后显效，病发次数减少，每天发作仅 4～6 次，夜寐转佳。改用"壮水之主以制阳光"，投三甲复脉汤，又服 10 余剂而愈。

【按语】：观本案病证，先心中烦热，再周身烘热，最后汗出而退，如此循环不已者，属于阴不制阳、阴阳失调的病理反映，多见于妇女更年期。诊治之法以调和阴阳为原则，主要从以下方面入手：从肾调治，凡见舌质红绛少苔，心烦而不得寐者，用黄连阿胶汤滋阴降火，交通心肾……若服药后火热证已去，则应减少黄芩、黄连的用量，而增加滋阴之剂以防火势再起。

在这种情况下，最佳的方剂就是三甲复脉汤。三甲复脉汤从黄连阿胶汤演化而来，无黄芩、黄连苦寒化燥之弊，有三甲填补真阴之功，壮水之主以制阳光，是少阴阴虚证的治本之法[4]。

执笔／余静雯　　审稿／杨光

【参考文献】

[1] 张忠阳，凌家艳，周盾.黄连阿胶汤加味治疗阴虚火旺证失眠的临床疗效及对 5-羟色胺和多巴胺水平的影响研究 [J].中华中医药学刊，2021，04：167-171.

[2] 杜杨，沈莉.黄连阿胶汤临床及药理研究进展 [J].现代中西医结合杂志，2019，28（17）：1922-1924，1928.

[3] 衣之镖.辅行诀五脏用药法要校注讲疏 [M].北京：学苑出版社，2009：229.

[4] 刘渡舟.经方临证指南 [M].北京：人民卫生出版社，2013：129-130.

交泰丸

明代·韩懋《韩氏医通》，名见清代·王士雄《四科简效方》

一、原文

《韩氏医通·卷下方·药性裁成章第七》：

黄连生用为君，佐官桂少许，煎百沸，入蜜，空心服，能使心肾交于顷刻。

《四科简效方·甲集》：治心肾不交，怔忡无寐，名交泰丸。

生川连五钱　肉桂心五分

研细，白蜜丸，空心淡盐汤下。

二、现代用法用量

川黄连15 g、肉桂心1.5 g，研为细末，炼蜜为丸，每服3 g，每日2次，温开水送下；亦可作汤剂，水煎服，每日一剂，分两次或三次温服。

三、方论

清代陈士铎《本草新编·卷之二》：

盖虚火宜补，而实火宜泻，以黄连泻火者，正治也，以肉桂治火者，从治也，故黄连、肉桂寒热实相反，似乎不可并用，而实有并用而成功者，盖黄连入心，肉桂入肾也。凡人日夜之间，必心肾两交，而后水火始得既济，水火两分而心肾不交矣。心不交于肾，则日不能寐，肾不交于心，则夜不能寐矣，黄连与肉桂同用，则心肾交于顷刻，又何梦之不安乎？

四、古代文献

（1）元代朱震亨《格致余论》：

> 人之有生，心为火居上，肾为水居下，水能升而火有降，一升一降，无有穷已，故生意存焉。

（2）明代周之千《周慎斋遗书》：

> 欲补心者须实肾，使肾得升；欲补肾者须宁心，使心得降……乃交心肾之法也。

五、现代研究

（1）肠易激综合征主要临床症状为腹泻、腹痛、粪便性质改变和排便次数增多。有研究[1]将腹泻型肠易激综合征患者随机分组，对照组（$n = 30$ 例）给予地衣芽孢杆菌活菌，实验组（$n = 30$ 例）在对照组基础上给予加味交泰丸治疗 28 天。研究表明，联用加味交泰丸能够缓解患者临床症状。肠道菌群失调易导致体内白细胞介素 –6、白细胞介素 –8、肿瘤坏死因子 –α 等炎性因子水平发生异常，交泰丸能够降低血清白细胞介素 –6、白细胞介素 –8、肿瘤坏死因子 –α 水平，安全性较高。

（2）有多项研究通过实验证实交泰丸具有镇静催眠的功效，其中一项研究[2]表明交泰丸还具有改善东莨菪碱所致记忆获得障碍的作用。另一项干预睡眠剥夺大鼠的实验[3]结果表明，交泰丸可通过抑制丘脑促觉醒神经递质 Orexin A 发挥镇静催眠的作用。

六、疏泄解读

交泰丸源自《韩氏医通》卷下方，首次提及将此二药合用的是明代医家韩懋，在其所编著之《韩氏医通》中记载："将此二药研磨，以蜜制为丸剂，予淡盐水吞服能使'心肾交于顷刻'。""交泰丸"方名出自清代王士雄《四科简要方·安神》："生川连五钱，肉桂心五分，研细，白蜜丸，空心淡盐汤下，治心肾不交，怔忡无寐，名交泰丸。"用于治疗心肾不交，水火不济，水寒龙浮，神不安守之不寐。后世依据交泰丸之功用，逐渐扩展其应用范围。现代临床上多用本方治疗如心悸、癫狂、郁证、口舌生疮、心动过速、复发性口腔溃疡等心身病，辨证为心肾不交或寒热错杂者。

交泰丸交通心肾，主治心火偏亢，心肾不交证。症见：怔忡不宁，或夜寐不安，口舌生疮；兼见口苦便干，或怕冷便溏、食欲不振、脘胀，舌质暗、苔薄黄腻，或舌质红、苔黄。

杨叔禹教授认为，交泰丸是治疗心火亢，肾水寒，疏泄太过之失眠的经典方。"交泰"一词源于《易经》，原意为"天地交而万物通"，意即天气、地气交接，使万物化生。天气下降，地气上升，阴阳二气一升一降，天地相交，方乃和平。而阴阳失和是失眠的基本病机。心为阳脏，心属火，而藏神；肾为阴脏，肾属水，而藏志；水升火降，坎离交泰，心火下降于肾以暖肾水，使肾水不寒，肾水上升以滋心火，使心火不亢，心肾交平，阴平阳秘。交泰丸的病机：肾水寒于下，不能上滋心火，心火独亢于上，水火不济，则神不安守，而致失眠。盖虚火益补，而实火益泻。取黄连清心生水（肾），制泻心火；反佐以少量肉桂，辛甘大热，补益肾阳，能助肾中阳气、益命门之火，蒸肾中之阴得以化而上奉心阳，引归浮越之相火，使心火下降肾水，水火既济而阴阳交泰。

本方虽仅黄连、肉桂两味，但药简，功专，效卓。原方黄连、肉桂以10：1的比例配伍而成。方中黄连为君，味苦性寒，取黄连清心生水，制泻心火；反佐以少量肉桂，辛甘大热，补益肾阳，引火归元，使心火下降肾水，水火既济而阴阳交泰也，既可纠正黄连之苦寒凝敛，又能辅助心火行散。火下行，水就会上达，阴升阳降，疏泄复原。黄连配伍肉桂，其性一冷一热，一阴一阳，共奏交通心肾、清心安神之功。此方温肾阳以助气化，立意新奇，配方独特。李时珍称其："此皆一冷一热，一阴一阳，寒因热用，热因寒用，君臣相佐，阴阳相济，最得制方之妙，所以有成功而无偏胜之害也。"

交泰丸方药结构紧凑，法度分明，作用简捷，主要对应的症状与寒热互结、虚实夹杂、阴阳失交有密切关系。

临诊时须根据心火亢于上，疏泄太过，水火两分，阴阳失于交泰之病机，结合心慌、失眠、癫狂、郁证等神病表现，以及口苦便干，或怕冷便溏、食欲不振、脘胀、口舌生疮、心动过速、复发性口腔溃疡形病表现，加减用药，灵活配比黄连、肉桂的用量，标本兼顾，使水火既济，心肾交通，心神得安，不寐自除。

注意：交泰丸所治之心肾不交，病机重点在心火，若水亏兼见心火旺者，治以黄连阿胶汤。

七、验案

> 黄某，女，28岁，2019年12月13日初诊。主诉：胃脘胀满伴失眠2年。患者胃脘胀满，食后尤甚，食欲不振，入睡困难，需2小时方能入眠，多噩梦，易醒，情绪不畅，心烦胸闷，口干口渴，欲饮温热，口气大，咽部如痰堵，肛门灼热感，大便不成形，下肢凉，周身燥热；舌尖红，苔薄黄，脉弦细数。间断服用"铝碳酸镁片""氯硝西泮"等药物治疗，效果不明显。既往"慢性非萎缩性胃炎、乳腺多发囊性结节"病史。

辨证：肾水寒心火旺，疏泄不及。

治法：引火归元，和血理气。

处方：黄连6g、肉桂（后下）3g、吴茱萸3g、姜半夏6g、淡豆豉10g、炒栀子6g、香附10g、神曲10g、川芎10g、苍术10g、佛手10g、干姜10g、生甘草6g。共7剂，水煎服，每日一剂，分两次服用。

2019年12月20日复诊：诉胃脘胀满明显缓解，纳食增，咽部堵闷、肛门灼热感均改善，入眠困难同前，但噩梦消失；上方加夜交藤20g再复7剂。

2019年12月27日三诊：胃脘不适消失，入眠快，偶夜半醒后可很快入眠；余症均缓解十分之八，守方继服以巩固疗效。

【按语】：患者青年女性，平素心情不畅，久则影响中焦运化，则胃脘胀满，食欲不振，肝郁化火，致心肝火旺于上，不能温运下元，则水火两分，疏泄太过，天地失于交泰，神不守舍，出现失眠噩梦，周身燥热，口干口苦，欲饮温热；上见心烦胸闷，咽部痰堵；下见下肢凉，大便不成形，肛门灼热。治疗以交泰丸为主方，清泻心火，并引火归元，温补肾水；合越鞠丸、栀子豉汤内清郁热，理气和血，化湿泻浊。组方在交通心肾的基础上，不离疏泄之治，使神宁寐安，脏腑和调。

> 黄某，女，40 岁，2018 年 05 月 09 日初诊。主诉：入睡困难 1 年余。患者入睡困难，常彻夜难眠，多梦易醒，醒后难以再次入睡，夜间耳鸣、面部潮热、手心灼热，腰以下畏冷，口干、眼干、口苦，纳呆，大便溏，小便数。月经 23 日一行，末次月经 2018 年 04 月 24 日，经量可，血块多，轻度痛经。舌尖红，苔薄黄，脉沉弦细。

辨证：心肾不交证。

治法：清心火，温肾寒。

处方：黄连 9 g、肉桂（后下）3 g、郁金 15 g、合欢花 10 g、生龙牡（先煎）30 g、酸枣仁 30 g、五味子 15 g、柏子仁 20 g、百合 10 g、栀子 6 g、淡豆豉 10 g。共 7 剂，水煎服，每日一剂，分两次服用。

2018 年 05 月 16 日复诊：诸症改善，守方继服以巩固疗效。

【按语】：心属阳，应天，肾属阴，应地，心阳降以照肾水，肾水升乃润心火，如此心肾相交，是为交泰之意。该患者长期郁闷不舒，郁而化火，火盛伤阴，肾阴亏虚，阴不制阳，心火独亢，即心肾不交，通过交泰丸清心中火热，温肾中虚寒，一阴一阳，一寒一热，一清一温，使心肾相交，水火既济，调神定志。

> 叶某，女，49 岁，2019 年 07 月 22 日初诊。主诉：口渴、失眠半年余。患者近半年月经不规则，一般推后 10～30 天，末次月经 2019 年 6 月 23 日。患者口渴欲饮，饮后脘胀不适，入睡困难，反复易醒，且入眠慢，心烦，伴头痛，咽痛，腰膝酸软怕冷，手足肿胀，饮食尚可，小便不畅，大便尚调；舌质紫暗，苔白微腻，脉沉。

辨证：肾阳虚，心火亢，气化不利，湿浊内伏。

治法：清上温下，通阳泻浊。

处方：黄连10g、肉桂（后下）3g、黄柏10g、猪苓10g、茯苓20g、泽泻10g、党参10g、杏仁10g、薏苡仁20g、草果（后下）10g、砂仁（后下）6g。共7剂，水煎服，每日一剂，分两次服用。

2019年07月29日复诊：患者述服药3天后口渴、咽痛消失；近2天入眠较快，仍有半夜醒来，亦能再睡；小便调畅，手足肿胀减轻。仍以上方加合欢皮20g继服7剂。

三诊：7剂后夜间睡眠转安，余症皆愈；再予前方加减7剂以巩固疗效。

【按语】：本案除失眠外，口渴、头痛、咽痛、心烦乃上焦火热内扰；腰膝酸软怕冷、手足肿胀、小便不畅属下焦阳虚不化，综合年龄、月经不调病史，为少阴失和，心肾不交，饮邪浊邪内郁。交泰丸清上温下，以交通少阴心肾，助阴阳交泰，五苓散加味化气利水，通阳泻浊。7剂后诸症缓解，加合欢皮解郁安神。

执笔/余静雯　审稿/杨光

【参考文献】

[1] 杨芳，严晶，刘丽娜，等.加味交泰丸联合地衣芽孢杆菌活菌治疗腹泻型肠易激综合征临床疗效及对血清IL-6、IL-8、TNF-α水平影响[J/OL].中华中医药学刊，2021（07）：1-11.

[2] 孙云龙，庞博，褚颖，等.交泰丸的镇静催眠及抗惊厥作用[J].中国老年学杂志，2018，38（18）：4519-4521.

[3] 全世建，焦蒙蒙，黑赏艳，等.交泰丸对睡眠剥夺大鼠下丘脑Orexin A及γ-氨基丁酸的影响[J].广州中医药大学学报，2015，32（01）：103-105.

孔圣枕中丹

唐代·孙思邈《备急千金要方》

一、原文

《备急千金要方·卷十四·好忘第七》：

枕中丹"常服令人大聪"。

龟甲　龙骨　菖蒲　远志

上四味等分治，下筛，酒服方寸匕，日三。

二、现代用法用量

龟甲、龙骨、菖蒲、远志，等分研为细末，每次兑酒送服 3 g，每日 3 次。

三、方论

清代汪昂《医方集解·补养之剂》：

此手足少阴药也。龟者，介虫之长，阴物之至灵者也；龙者，鳞虫之长，阳物之至灵者也；借二物之阴阳，以补吾身之阴阳；假二物之灵气，以助吾心之灵气也。又人之精与志皆藏于肾，肾精不足则志气衰，不能上通于心，故迷惑善忘也。远志苦泄热而辛散郁，能通肾气上达于心，强志益智；菖蒲辛散肝而香舒脾，能开心孔而利九窍，祛湿除痰（菖蒲为水草之精英，神仙之灵药）；又龟能补肾（玄武龟蛇属肾，肾藏志），龙能镇肝（青龙属肝，肝藏魂），使痰火散而心肝宁，则聪明开而记忆强矣。

四、古代文献

（1）明代洪基《摄生总要》：

治学问易志，此丸服之令人聪明。败龟板醋炙，龙骨研为末，入鸡腹中，煮二宿，远志去心苗，菖蒲九节者，去毛，切片，各等分。《方考》曰：凡人多识不忘者，心血足而无所蔽也，若心血不足，邪气蔽之，则伤其虚灵之体，而学问易忘矣。龟，介虫之灵物也；龙，鳞虫之灵物也。用龟用龙骨者，假二物之灵，养此心之灵。欲其同气相求云尔，远志辛温味厚，辛温可使入心，味厚可使养阴，菖蒲味辛气清，味辛则利窍，气清则通神，学问宁复易志耶。是方也，出于孙真人《千金方》，其来必有所自，但曰孔圣枕中方，则未敢是非也。

（2）清代费伯雄《医方论》：

败龟板（酥炙）、龙骨（研末入鸡腹煮一宿）、远志九节、菖蒲各等分为末，每服酒调一钱。体壮、气浊、痰多者可服。

五、现代研究

（1）睡眠质量的好坏是影响生命质量的重要指标之一，尤其对于恶性肿瘤等慢性疾病的患者，其重要性显得尤为突出。有研究[1]将恶性肿瘤相关性失眠患者进行随机分组，空白对照组（$n = 30$ 例）进行常规抗肿瘤治疗，治疗组（$n = 30$ 例）在对照组基础上加用孔圣枕中丹颗粒，干预 4 周。研究表明，孔圣枕中丹能有效改善心肾阴虚型失眠患者的睡眠状况，提高患者睡眠质量，失眠多梦、头晕耳鸣、舌象、脉象等症状体征的变化尤其明显。

（2）现代研究[2,3]表明孔圣枕中丹具有改善脑部供血、保护脑细胞、改善记忆力、改善认知能力等作用。

六、疏泄解读

孔圣枕中丹出自唐代孙思邈的《备急千金要方》，由石菖蒲、远志、龟甲、龙骨组成，用于治疗读书善忘之症。历代医家将本方加减化裁，主要用于治疗神志类疾病。现代临床常将其用于神经系统心身疾病，如轻度认知障碍、血管性痴呆、神经衰弱、健忘；耳鼻喉科心身疾病，如心因性耳聋、梅尼埃病、耳源性头晕。对于儿科心身疾病，如小儿遗尿病、梦游症、多动症、学习障碍等，也有较好的疗效。

孔圣枕中丹补肾宁心，益智安神，主治心肾不交之健忘失眠，心神不安，或头目眩晕，舌红，苔薄白，脉细弦。

杨叔禹教授认为，失眠分虚实两类。实证常因外感、饮食失节、情志失调等致痰火扰心，或心火亢盛，或肝火亢盛，或饮食停滞脾胃，使得心神不宁而不得眠，属疏泄太过之机。虚证常因素体虚弱、劳损、久病等致脾胃虚弱、肾精不足，心神失养而不得眠，属疏泄不及之机。而人之精与志皆藏于肾，肾精不足则志气衰，不能上通于心，临床上则出现心悸、失眠、耳鸣等症。

孔圣枕中丹的适应证：①长期用脑过度，乏于休息，脑力不足，疏泄不及，神不得养，以健忘、失眠为主症者；②现代人生活节奏加快，压力增大，肝郁化火，灼阴耗液，肝肾阴亏，虚火上浮，痰热内扰，以心烦、失眠、健忘为主者。方中用血肉有情之灵物为君，其取龟（板）属阴而灵、龙（属）阳而灵，借二物之阴阳，以补身之阴阳，且龟龙之灵性能助人之灵机，益智增慧。远志苦辛，能泄热散郁，交通心肾，益智强记。石菖蒲辛香，能舒脾散肝，开心孔，利九窍，祛湿除痰。方中借二物之灵气以补心之灵气，再佐以芳香苦辛之味，通肾气以开心窍。本方服之可治健忘诸证，使人智慧聪明，读过之书犹如古时圣人一样过目成诵，又如藏于枕箧一般牢记不忘，故称为"孔圣枕中丹"。该方药味简，配伍精，补肾健脑，安神定志，增长智慧，加强记忆力。

孔圣枕中丹的应用要点：形体素虚，久病劳损，肾精不足，疏泄不及；或情绪不畅，肝郁化火，心肾不交，神失所养，导致形病及神，形病以神疲、腰膝酸软、头晕耳鸣为主；神病见健忘，失眠、心悸、心烦不安等。

该方与天王补心丹、柏子养心丸有异曲同工之妙，均可调理失眠、心悸，病位均在心、肾，但病机不同，主症有别。天王补心丹主症为"妇人热劳，心经血虚，心神烦躁，颊赤头痛，眼涩口干，口舌生疮，神思昏倦，四肢壮热，食欲无味，肢体酸疼，心怔盗汗，肌肤日瘦，或寒热往来"，由阴虚血少所致心烦失眠、心悸怔忡，而且还突出表现为阴虚证候，如眼涩口干、手足虚热、盗汗等。柏子养心丸主症为心悸易惊、失眠多梦、健忘，由血虚不养心所致，用于心肾两虚而内热较轻者。而孔圣枕中丹的适应证是由肾精耗伤，心肾失养所致失眠、心悸，重点突出健忘症。从治法上看，天王补心丹偏于滋阴凉补，酸收养心；柏子养心丸偏于补气养血养心；孔圣枕中丹偏于阴阳双补，填精补脑，潜肝阳，收魂安神。

七、验案

> 郑某，男，17 岁，2019 年 12 月 27 日初诊。患者因学习问题与家长发生矛盾，加之高考前精神紧张，故出现失眠，2～3 小时方可入眠，白天上课头部昏沉欲眠，记忆力下降。就诊于精神卫生中心，予镇静安神类药物口服，失眠虽缓解，但觉口干烦躁。患者精神欠佳，疲劳感明显，纳食一般，二便调；舌质淡红，苔薄白，脉弦细。

辨证：阴虚热扰，神不得宁。

治法：补肾宁心，清热安神。

处方：龟甲（先煎）20 g、煅龙骨（先煎）20 g、石菖蒲 10 g、远志 10 g、五味子 6 g、磁石（先煎）20 g、百合 20 g、知母 10 g、炒山楂 10 g、茯苓 15 g。共 7 剂，水煎服，每日一剂，午餐后以及晚睡前各服 1 次。

2020 年 1 月 10 日复诊：患者已停止口服西药，入眠需要 1 小时，心烦、疲劳明显缓解；上方加酸枣仁 20 g，嘱服用 3 天，停药 2 天，巩固治疗。

2021 年 2 月其母亲因病就诊，告知其子已顺利入读某本一批学校，目前状态佳。

【按语】：患者系高考生，学习压力大，耗伤精血及心神，属虚实夹杂之证，治宜补肾潜阳，宁心安神，兼和脾胃。方用孔圣枕中丹为君方，交通心肾；五味子、磁石镇肝潜阳；百合知母汤养阴清热；炒山楂、茯苓健脾和中。复诊时患者诸症缓解，入眠仍慢，加酸枣仁以增养心柔肝安神之功。

> 王灿辉医案：周某，男，18 岁，1999 年 7 月 15 日初诊。患者数周前因复习迎接高考，紧张过度，出现失眠多梦，后又出现入睡后梦中走

动，在某精神病院诊为梦游症。服药治疗（具体不详）数周后好转，但停药不久梦游又作，白天头昏耳鸣，烦躁不安，苔薄白，脉弦细。治以枕中丹加莲子心、酸枣仁。

处方：龟甲（先煎）20 g、龙骨（先煎）20 g、菖蒲 10 g、远志 10 g、莲子心 2 g、酸枣仁 10 g。治疗 10 余天不再发生梦游，后又连继服用半月余，观察 2 月未再发作[4]。

【按语】：梦游症多属中医"脏燥"范畴。患者因迎接高考而情志失调，紧张过度，肝郁脾虚，脾胃不足，心神失养；加之遭受惊吓或忧思过度，心神被扰，阴阳失调，水不制火，心不藏神，神不守舍而发生本症。因此，以枕中丹加莲子心、酸枣仁滋水制火，宁心安神。

执笔／苏美梅　审稿／叶钢福

【参考文献】

［1］王珺.孔圣枕中丹治疗恶性肿瘤相关性失眠的临床疗效观察［D］.北京中医药大学，2014.

［2］武冰，吴智春，季旭明，等.加味孔圣枕中丹对局灶性脑缺血模型大鼠神经细胞凋亡的影响［J］.中国老年学杂志，2015，35（22）：6325-6327.

［3］刘菲，杜文芳，郭明星，等.孔圣枕中丹对SAMP8鼠海马CA1区PAS染色阳性颗粒状结构及星形胶质细胞纤维酸性蛋白的影响［J］.脑与神经疾病杂志，2015（6）：458-461.

［4］刘涛.王灿晖学术思想与临证经验荟萃［M］.北京：中国中医药出版社，2017.

升阳益胃汤

一、原文

《内外伤辨惑论·卷中·肺之脾胃虚方》:

脾胃虚则怠惰嗜卧,四肢不收,时值秋燥令行,湿热少退,体重节痛,口干舌干,饮食无味,大便不调,小便频数,不欲食,食不消,兼见肺病,洒淅恶寒,惨惨不乐,面色恶而不和,乃阳气不伸故也。当升阳益气,名之曰升阳益胃汤。

黄芪二两　半夏洗　人参去芦　甘草炙,各一两

独活　防风　白芍药　羌活各五钱　橘皮四钱

茯苓　柴胡　泽泻　白术各三钱　黄连一钱

上㕮咀,每服秤三钱,水三盏,生姜五片,枣二枚,煎至一盏,去粗,温服,早饭后。或加至五钱。

二、现代用法用量

黄芪30g、半夏15g、人参15g、炙甘草15g、独活9g、防风9g、白芍药9g、羌活9g、橘皮6g、茯苓5g、柴胡5g、泽泻5g、白术5g、黄连1.5g,以上加生姜5片、大枣2枚,水煎服,每日一剂,分两次或三次温服。

三、方论

清代吴谦《医宗金鉴·删补名医方论》：

吴琨曰：脾土虚弱不能制湿，故体重节痛；不能运化精微，故口干无味；中气既弱，传化失宜，故大便不调，小便频数也。洒淅恶寒，肺弱表虚也。面色不乐，阳气不伸也。是方半夏、白术能燥湿，茯苓、泽泻渗之，二活、防风、柴胡能升举清阳之气，黄连疗湿热，陈皮平胃气，参、芪、甘草以益胃，白芍酸收用以和营，而协羌活、柴胡辛散之性，盖古人用辛散必用酸收，所以防其竣厉，犹兵家之节制也。

四、古代文献

（1）清代费伯雄《医方论》：

东垣论饥饱劳役，阳陷入阴，面黄气弱，发热者，当升举阳气，以甘温治之。此真卓识确论，为治阳虚发热者开一大法门。惟方中辄用升、柴，恐上实下虚者更加喘满。在东垣必能明辨，当病而投。后人若执定此法，一概施之，则误人不浅矣。

（2）清代黄庭镜《目经大成》：

风热不制之证，当从凉散。服之反体重节痛，口干无味，二便失常，饮食不化，洒淅恶寒，此盖脾胃虚衰，不能鼓荡阳气，荣渥水木。致湿淫于内，体重节痛，饱闷不嗜食，而食亦无味，甚则阴胜湿愈盛，故洒淅恶寒，大便泄下。久湿乃生热，故口苦舌干，小便秘结。是方异攻散，中虚湿淫之主药也，羌、防、柴、独除湿痛而升清，半夏、连、泽燥湿热而降浊，更有黄芪之助阳，芍药之理阴，则散中有补，发中带收，脾胃互益矣。如中病，除连、泽、羌、独活，加砂仁、当归为妙。

（3）清代吴谦《医宗金鉴》：

人参属补，不知君于枳、朴中，即为补中泻也。羌、防辈为散，不知佐于参、芪中，即为补中升也。近世之医，一见羌、防辈，即曰发散不可轻用，亦不审佐于何药之中，皆因读书未明，不知造化别有妙理耳。

五、现代研究

（1）有研究[1]将糖尿病胃轻瘫脾胃气虚证患者随机分组，两组患者均接受糖尿病基础治疗及健康宣教。对照组（$n = 34$ 例）给予枸橼酸莫沙必利片口服，治疗组（$n = 34$ 例）在对照组治疗的基础上给予升阳益胃汤联合针刺原穴治疗，疗程 2 个月，观察治疗前后中医证候总积分、血浆胃泌素及胃动素的变化情况。结果显示，两组治疗后的中医证候总积分、血浆胃泌素含量、血浆胃动素含量均明显改善，且治疗组优于对照组。提示：升阳益胃汤联合针刺原穴治疗能显著改善糖尿病胃轻瘫脾胃气虚证患者的临床症状，并且能更为有效地纠正患者血浆胃泌素与胃动素紊乱的状态。

（2）有研究[2]通过实验发现升阳益胃汤对慢性萎缩性胃炎（chronic atrophic gastritis，CAG）模型大鼠胃黏膜组织的 B 淋巴细胞瘤 -2 基因（Bcl-2）、Bax 基因及微血管密度（microvessel density，MVD）产生影响。研究提示，升阳益胃汤对 CAG 模型大鼠具有较好的治疗作用，并且早期使用具有延缓 CAG 病情的作用；升阳益胃汤治疗和延缓大鼠 CAG 病情的作用可能与其能够上调 Bcl-2 的表达、下调 Bax 的表达及促进胃黏膜 MVD 的形成有关。

六、疏泄解读

升阳益胃汤出自金元时期李杲的《内外伤辨惑论》，是补中升阳的代表方剂。原方专为脾虚胃弱，湿热内蕴，土不生金，正值秋令脾胃之虚，兼见肺病而设，症见脾胃虚之怠惰嗜卧，四肢不收，体重节痛，口干舌干，饮食无味，大便不调，小便频数，不欲食，食不消；兼见肺病之洒淅恶寒，惨惨不乐等阳气不升之状。历代医家根据其补气升阳、健脾化湿之功用，不断扩大其治疗范围。现代临床上本方的应用范围涉及消化系统、呼吸系统、内分泌系统、神经系统等诸多系统的疾病，尤其是对慢性胃炎、溃疡性结肠炎、慢性腹泻、心脏神经官能症、眩晕、糖尿病肾病、慢性疲劳综合征、哮喘等心身疾病具有明显的效果。

升阳益胃汤益气升阳，清热除湿，主治脾胃气虚，湿热内停证。症见：怠惰嗜卧，四肢不收，肢体重痛，口苦舌干，饮食无味，食不消化，大便不调，小便赤涩。

杨叔禹教授认为，如《医宗金鉴》所云"内伤升阳益胃汤"，此"内伤"在李杲时代指的是饥寒、劳役、惊惧等病因；如今，人们的脾胃失调多由"抑、溢、逸"引起。当今社会生活节奏较快，学习、工作、家庭等生存压力大，易导致情绪焦虑或抑郁，肝郁气滞，疏泄失常，木不疏土，进而发展为"抑"的状态；饮食不节、过食肥甘厚味，致中焦脾胃壅滞、热量满溢，形成"溢"；生活便利，多坐少动，虽神劳然身逸，缺乏运动，导致"逸"。此"抑、溢、逸"三者最终均可致脾胃损伤，现代医学也称之为"心身疾病"。治疗上针对"抑"要"疏"，保持情志舒畅，不过喜过悲；针对"溢"要"泄"，减脂排油、健脾利湿；针对"逸"要"动"，适当进行运动锻炼，思虑适中，不过于忧思。其次，闽南沿海地区气候湿热，饮食上喜食海鲜，湿邪内外相合，但脾虚程度较轻，郁火较小，即"湿多热少"。湿邪易困遏清阳，清阳不升，浊阴不降，中焦气机疏泄不足，神、形失养，可见倦怠懒食、头身困重、便不常。此外，脾主四肢，肝主疏泄，在巨大的精神压力之下，肝之疏泄失常，导致脾气不能达四肢，或脾虚内郁，均可见以上诸症，加上惨惨不乐之"抑郁"。杨叔禹教授强调堵不如疏，临证应注重疏泄气机，恢复升降平衡，气机升降出入正常，方可协调各个脏腑气血津液的运行，维持正常的功能。而此气机枢纽在中焦脾胃，这与李东垣的观念相合。若脾胃虚弱，气机升降出入失常，则易变生诸症，如不寐、泄泻、盗汗等。升阳益胃汤证是由中焦脾胃虚弱、气机升降失调所致。"升阳"，升脾之阳，"益胃"，益胃之气，补脾胃以调畅中焦气机，升清降浊，疏通上下，疏散内外，情志得疏，郁火则泻，使机体上下、内外气机调畅，中焦通达，脾胃安，百病除。因此，临床上辨证应用升阳益胃汤，无不体现着升阳健脾胃以疏泄调畅气机的特点。

方中以人参、黄芪、白术、甘草补脾益胃，补中寓运，合用羌活、独活、防风、柴胡等风药，携清阳上升，斡旋气机，风药用量宜少，一是取其风生升、轻清上浮之意；二是风药的药势往上、往外，如果把被湿邪所困的人体比作一间潮湿的屋子，那么只用燥湿的方法是行不通的，风药就好比自然界的风吹进了屋子，气机流通起来则湿邪易除。半夏、陈皮、泽泻降浊祛痰，浊阴降而清阳自升；茯苓健脾又利湿；白芍酸敛，以防风药之辛散；妙用黄连苦寒燥湿泄热。泽泻、黄连之品将湿邪从下引出体外，则湿热得解，气机得以疏泄。

七、验案[3]

> 苏某，男，43 岁，2018 年 12 月 26 日初诊。主诉：眠浅易醒 4 年。患者 4 年前因慢性萎缩性胃炎服用胃药后，开始出现眠浅易醒，多梦，入睡尚可。近日由家庭琐事导致情绪焦虑，因睡眠不好进而影响工作、生活，遂来就诊。症见：入睡可，眠浅易醒，多梦，口干口苦，偶有胃脘疼痛，纳可，小便调，大便每日一两次，不成形；舌体胖，舌质淡暗，苔黄厚腻，脉弦数。既往史：慢性萎缩性胃炎 4 年。

辨证：脾虚湿热，邪热扰心。

治法：健脾升阳，泄热安神。

处方：炙黄芪 15 g、炒白术 10 g、干姜 3 g、白扁豆 10 g、黄连 3 g、栀子 6 g、陈皮 10 g、姜半夏 6 g、茯苓 10 g、炙甘草 6 g、防风 6 g、柴胡 6 g、羌活 6 g、白芍 6 g、淡豆豉 6 g、石菖蒲 6 g。共 14 剂，水煎服，每日一剂，分早晚温服。

2019 年 1 月 9 日复诊：患者诉眠浅多梦、口干均明显减轻，大便较前成形；舌体胖，舌质淡暗，苔薄黄，脉弦数。原方继服 7 剂，后随访睡眠正常。

【按语】：杨叔禹教授临床上常将不寐分虚实论证，患者既往有慢性萎缩性胃炎病史，此不寐是由脾胃虚弱、中焦斡旋失司、气机升降失调、血不归常所致[4]。结合症状、舌脉，杨教授辨证为脾虚湿热、热扰心神，予升阳益胃汤加减，以健脾和胃、升阳泻火安眠。患者中焦虚弱，以炙黄芪、炒白术、炙甘草补益中焦，并以干姜、白扁豆温中健脾祛湿。但患者气机郁滞化火，热象明显，故用寒凉药物黄连、栀子以清热泻火祛湿、化浊气，此用量较少，意在泻火的同时兼顾中焦，免伤脾胃[5]。陈皮、姜半夏、茯苓、炙甘草寓二陈汤之意，化湿降浊；防风、柴胡、羌活以风药之力燥湿；白芍养阴柔肝，并以淡豆豉除烦，疏肝解郁；石菖蒲清热化痰，祛湿热之邪，安养心神。此方补泻兼施，以健脾和胃为主，调顺中焦气机，调和阴阳，阴平阳秘，乃能眠。

孙某，女，52岁，2018年8月6日初诊。主诉：大便稀溏反复发作3年。患者3年前开始出现大便稀溏，每日两三次，伴有恶心欲呕、反酸、疲乏，食辛辣或久坐后发作。5个月前曾于外院进行电子结肠镜检查，未见明显异常，为求诊治，遂来我院就诊。刻下症见：大便稀溏，每日两三次，时有反酸、疲乏，入睡困难、易醒，纳可，小便调；舌质暗，苔薄白，脉弦细。

辨证：脾虚湿蕴，清阳不升，神失所养。

治法：健脾祛湿，升清降浊。

处方：炙黄芪 10 g、党参 10 g、茯苓 10 g、泽泻 10 g、车前子 10 g、山药 15 g、羌活 6 g、独活 6 g、防风 6 g、荆芥 6 g、莲子 10 g、芡实 10 g、枳壳 6 g、黄连 3 g。共 7 剂，水煎服，每日一剂，分早晚温服。

2018年8月13日复诊：大便次数减少至每日一两次，大便较前成形，但仍稀软，纳可，入睡困难、易醒，小便调；舌质暗，苔薄白，脉弦细。在原方基础上将茯苓增至 15 g，加白芍 10 g，共 7 剂，水煎温服，每日一剂，分早晚温服。后随访大便基本正常，诸症均明显缓解。

【按语】：《类经》云："枢则司升降而主乎中者也。"脾胃是气机升降出入的枢纽，若中焦脾胃升降失常，气机运动失调，则机体气机运动紊乱，进而影响气血津液的代谢及水谷精微的运化输布。如《素问·阴阳应象大论篇》所云："清气在下，则生飧泄；浊气在上，则生膜胀。"患者长期久坐伤肉劳于脾，致脾胃虚弱、脾阳不升、疏泄失常、运化无权，不能受纳水谷、运化精微，则清气下陷，水谷糟粕混杂而下，而发为泄泻。结合舌脉，辨证为脾虚湿蕴证，是由脾胃虚弱、气机不畅、湿邪内滞、清浊疏泄失调所致。予升阳益胃汤加减，以健脾祛湿、升清降浊。患者泄泻日久，是由脾阳不升、运化功能失常所致，止泻以健脾为先，故用炙黄芪、党参、茯苓、芡实健脾祛湿止泻。此患者病机特点在于清浊升降失调，治疗应以恢复中焦升降功能为主，故使用升发脾阳之风药羌活、独活、防风以升清。《脾胃论·卷中·肠澼下血论》云："如飧泄及泄不止，以风药升阳。"体现了风药入肝，能补肝之用，助肝疏泄，土必得木之疏泄，方能升降而不壅滞，此风能胜湿之理。风药主升，配伍车前子、莲子、枳壳、泽泻，皆主降之品，升降协同，气机得畅。肺与大肠相表里，加入山药、荆芥，肺脾同调，可健脾益肺、祛湿止泻。患者有入睡困难之心火亢盛的表现，故少佐黄连泻心火以安眠。复诊时患者大便较前成形，仍稀软，故加大茯苓剂量以增强健脾祛湿的功效。患者舌质暗，脉弦细，肝气不舒，故加柔肝之白芍，调肝之疏泄，以助脾土升降。全方功在升清降浊，以健脾阳、安胃气，使水谷糟粕运化复常。

> 胡某，男，48 岁，2019 年 2 月 25 日初诊。主诉：睡觉时出汗 6 个月。患者于 6 个月前始出现睡觉时出汗，全身汗出，常湿衣被，醒后汗止，身凉怕冷，腰酸，易疲倦，因出汗多影响睡眠，遂来就诊。刻下症见：睡觉时出汗，腰酸，纳可，寐差，大便稍不成形，小便调；舌体胖，舌质暗红，苔黄腻，脉细。

辨证：脾肾气阴不足，津液不固。

治法：健脾益肾，升阳化阴，固表止汗。

处方：炙黄芪 20 g、党参 10 g、炒白术 10 g、黄连 4 g、升麻 6 g、柴胡 6 g、羌活 6 g、独活 6 g、防风 6 g、姜半夏 6 g、陈皮 10 g、茯苓 10 g、炙甘草 10 g、泽泻 10 g、豆蔻（后下）6 g、白芍 10 g。共 7 剂，水煎服，每日一剂，分早晚温服。

2019 年 3 月 4 日复诊：患者诉出汗量明显减少，偶有胃脘胀闷感，纳可，睡眠改善，大便稍不成形，小便调；舌体胖，舌质暗红，苔黄腻，脉细。原方继服 10 剂，随访患者睡觉时未再出汗，睡眠正常，胃脘胀闷减轻，大便成形。

【按语】：《素问·评热病论篇》云："人所以汗出者，皆生于谷，谷生于精。"汗生于谷气精微，脾胃为气血生化之源，故其为汗生化之源，津液的生成、输布及排泄等代谢过程与五脏六腑生理功能密切相关[6]。患者 48 岁，阴水竭于下，虚热内生，寐时卫气乘虚入阴中，加之脾胃之气不足，表无护卫，肌表不固，内热加重，荣中之火独旺于外，迫津外泄则汗出，寤时卫阳由里出表，内热退则汗止。结合患者两颧潮红、舌质暗红、脉细，杨叔禹教授辨证为脾肾气阴不足、津液不固之证。"善补阳者，必于阴中求阳，则阳得阴助而生化无穷；善补阴者，必于阳中求阴，则阴得阳升而源泉不竭。"故方用升阳益胃汤加减以健脾益肾、升阳化阴、固表止汗。方中炙黄芪、党参、炒白术补益中焦脾胃；寒凉之黄连清热泻火；升麻、柴胡、羌活、独活、防风升阳化阴，兼以顾护卫表止汗；白芍与炙甘草配伍，酸甘化阴，并可调和营卫；姜半夏、陈皮、茯苓、炙甘草、泽泻清利中焦湿热；豆蔻、升麻温中升发脾阳，以固正气。此方升阳化阴，补中焦脾胃，安下焦阴火，使虚热退，津液得守，营卫和调。

执笔 / 李华寿　审稿 / 温月贤

【参考文献】

［1］赵晓敏，陈叶.升阳益胃汤联合针刺原穴治疗糖尿病胃轻瘫脾胃气虚证的临床观察［J］.广州中医药大学学报，2020，37（12）：2370-2375.

［2］吕小燕，冯五金，苏娟萍.从胃泌素-17探讨升阳益胃汤防治萎缩性胃炎的作用机制［J］.中药药理与临床，2019，35（02）：141-144.

［3］林淑珍，李丽香，曾华蓉，等.杨叔禹教授临床应用升阳益胃汤的经验［J］.现代中医临床，2021，28（01）：40-43.

［4］周阳阳，张金明，宋吉来，等.临床应用升阳益胃汤验案探析［J］.中医药通报，2017，16（4）：55-56.

［5］马雄飞.《脾胃论》组方用药特点浅识［J］.内蒙古中医药，2012，31（18）：117.

［6］张丽红，袁宏伟.刘长玉主任治疗汗证经验临床举隅［J］.河北中医，2017，39（4）：485-487.

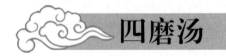

四磨汤

宋代·严用和《济生方》

一、原文

《严氏济生方·卷二·喘论治》：

治七情伤感，上气喘息，妨闷不食。

人参　槟榔　沉香　天台乌药

上四味，各浓磨水，和作七分盏，煎三、五沸，放温服。

二、现代用法用量

人参 6 g、槟榔 9 g、沉香 6 g、天台乌药 6 g，水煎服，每日一剂，分两次或三次温服。

三、方论

清代吴谦《医宗金鉴·删补名医方论》：

王又原曰：经云：圣人啬气如持至宝，庸人役物而反伤太和，此七情随所感皆能为病。然壮者气行而愈，弱者气着为病。愚者不察，一遇上气喘急，满闷不食，谓是实者宜泻，辄投破耗等药，得药非不暂快，初投之而应，投之久而不应矣。夫呼出为阳，吸入为阴，肺阳清肃，则气下行；肾阴宁谧，则气归摄，不复散而上逆矣。若正气既衰，即欲削坚破滞，则邪气难伏，法当用人参先补正气，沉香纳之于肾，而后以槟榔、乌药从而导之，所谓实必顾虚，泻必先补也。四品气味俱浓，磨则取其气味俱足，煎则取其气味纯和，气味齐到，效如桴鼓矣。

四、类方

五磨饮子出自《医便》。用法用量：木香、乌角沉香、槟榔、枳实、台乌药各6g，白酒磨服。功用：行气降逆，宽胸散结。主治：七情郁结，脘腹胀满，或走注攻冲，以及暴怒暴死之气厥证。

六磨饮子出自《世医得效方》。用法用量：大槟榔、沉香、木香、乌药、枳壳、大黄各6g，上药于擂盆内各磨半盏，和匀温服。功用：行气降逆，通便导滞。主治：气滞腹胀，胁腹痞满或腹中胀痛，大便秘结，纳食减少，舌苔薄腻，脉弦。

五、古代文献

（1）清代汪昂《医方集解》：

此手太阴药也，气上宜降之，故用槟榔、沉香，槟榔性如铁石，沉香入水独沉，故皆能下气；气逆宜顺之，故用乌药；加人参者，降中有升，泻中带补，恐伤其气也。

（2）清代张秉成《成方便读》：

夫七情之病，所因各自不同，有虚实之分，脏腑之异。大抵此方所治，皆为忧愁思怒得之者多。因思则气结，怒则气上，忧愁不已，气多厥逆，故为上气喘急、妨闷不食等证。然气之所逆者，实也；实则泻之。故以槟榔、沉香之破气快膈、峻利之品，可升可降者，以之为君。而以乌药之宣行十二经气分者助之。其所以致气之逆者，虚也。若元气充足，经脉流行，何有前证？故以人参辅其不逮，否则气暂降而郁暂开，不久又闭矣。是以古人每相需而行也。若纯实无虚者，即可去参加枳壳，在用者神而明之耳。

六、现代研究

（1）有研究[1]将肝脾不和型肠易激综合征患者随机分组，对照组（n =

41 例）口服乳果糖口服液和马来酸曲美布汀，试验组（n = 41 例）在对照组基础上加用四磨汤，比较两组患者的治疗效果和不良反应情况。结果显示，两组治疗后的中医证候积分较治疗前明显降低，且治疗后试验组中医证候积分明显低于对照组。提示：四磨汤联合西药治疗肝脾不和型肠易激综合征能有效改善患者症状，提高生活质量。

（2）有研究[2]通过实验证实四磨汤可调节炎症反应、神经活性及 PI3K/Akt 信号通路等，从而发挥防治功能性消化不良的作用。

七、疏泄解读

四磨汤出自宋代严用和的《济生方》。原方用于治疗七情伤感，肝气横逆，上犯肺胃所致的气逆喘息、胸膈不舒、烦闷不食之证。本方用法为浓磨温服，故方名"四磨汤"。历代医家主要运用四磨汤治疗七情内伤、喘逆等病。现代临床上不断拓展其应用范围，将本方用于多系统疾病的治疗，如外科腹腔术后肠粘连、妇科术后腹胀、腰椎术后腹胀等；消化系统疾病，如功能性消化不良、慢性胃炎、功能性便秘、肠痉挛、肠易激综合征等；内分泌系统疾病，如糖尿病胃轻瘫；肿瘤科疾病，如食管癌、胃癌、肠道肿瘤术后的胃肠功能紊乱、阿片性便秘、恶性肿瘤化疗后的胃肠道反应等；呼吸系统疾病，如支气管哮喘、肺气肿等；尤其是在儿科胃肠道疾病中的应用逐渐增多，如新生儿呕吐、小儿消化不良、喂养不耐受、黄疸等，是治疗胃肠功能不适的一剂良药，被誉为中药中的"吗丁啉"[3]。

四磨汤行气降逆，宽胸散结，主治肝气郁结证。症见：胸膈胀闷，上气喘息，心下痞满，不思饮食，苔白，脉弦。

现代人面临着较大的工作压力与生活压力，情绪失和，气血耗伤，加之久坐少动，气机不畅，肝脏的正常疏泄功能受到影响，木郁土壅，纳运失常，中焦气机升降失调，则易出现急躁易怒、心烦、腹痛、便秘、嗳气、纳食不香；六腑以通为用，胃气以降为顺，胃失和降，则胃脘胀闷、不思饮食、嗳气、反酸等；或肝郁气滞，肺气不降，出现上气、喘急、胁胀；肝气升动太过带动胆汁上溢则致口苦、口臭。杨叔禹教授将此情志失调与躯体功能紊乱相关的疾病统称为"疏泄综合征"，属于心身疾病范畴，临床上常见的疾病有情绪异常、胃肠道功能紊乱、睡眠障碍、生殖系统疾病等，且这几类疾病常伴随出现。治疗上应发挥中医之长，辨证论治，从肝主疏泄、畅达气机、和调气血入手，既能复脾胃之气、升降之机，又能调畅情志。

四磨汤由乌药、沉香、槟榔、人参组成。方中乌药辛温香窜，善于疏通气机，疏肝气郁滞，行脾胃气滞，李时珍称其"能散诸气"，为君药；沉香"纯阳而升，体重而沉，味辛走散"，功能下气降逆，为臣药；与乌药合能走散滞气，佐以槟榔辛苦降泄，破气导滞，下气降逆而除胀满；然人以气为本，过于辛散却易耗伤正气，佐以人参益气扶正，使郁滞开而正气不伤。四药配伍，使郁滞之气畅行，逆上之气平复，共奏行气降逆，宽胸散结之效。正如《血证论·脏腑病机论》所说："木之性主于疏泄，食气入胃，全赖肝木以疏泄之，而水谷乃化；设肝之清阳不升，则不能疏泄水谷，渗泻中满之症，在所不免。"

四磨汤作为传统的中医名方，既能疏肝理气，调畅情志，又能破滞降逆，兼顾补气扶正。

八、验案

> 徐景藩医案：王某，女，44岁，以脘腹胀痛1年余为主诉。病起1年有余，食后上腹发胀，得嗳气、矢气则舒，继而脐下亦胀，脘腹均胀，胀甚则隐痛，晨起稍舒，进食后即觉胀，午后加重，晚餐后尤甚，整个腹部均感胀满，衣裤嫌紧。大便不畅，但每日能解。因胀而妨食，食量减少约1/3，啖甜食更胀，饮水稍多亦胀，虽经多方检查治疗，效果不著，乃来诊治。起病以来无咳嗽、黑便、发热等病史。月经基本正常，经来之时，腹胀加重。诊查：舌苔薄白，舌质淡红，脉细弦。腹部脂肪层稍厚，无明显压痛，无振水音，叩诊鼓音较著，无移动性浊音，肠鸣音低。检验肝功能正常，"两对半"阴性，B超胆囊壁稍粗糙，胃镜示慢性浅表性胃炎，Hp（＋）。

处方：紫苏梗10 g、炒枳壳10 g、制香附10 g、炒陈皮6 g、广木香6 g、乌药10 g、槟榔10 g、降香5 g、炒白芍15 g、炙甘草3 g、佛手片10 g、石见穿15 g。共5剂，水煎服，每日一剂，分两次服。

复诊：上方服 5 剂后，上腹胀痛已有明显好转，但脐腹仍胀，药后嗳气较多，矢气较少。原方加枸橘李 10 g 服 5 剂，脐腹之胀亦渐改善，进食之量稍增，食后胀势亦不甚增重，遂于上方中去降香，加谷芽 30 g 继服 10 剂，脘腹胀满基本缓解，改为两天一剂，半月后腹胀症状消失，饮食正常，大便通畅，余无所苦。停药观察 2 个月，症状未见反复，腹部体征均正常，疗效巩固。

【按语】：患者胀感在嗳气、矢气后减轻，属于实证，气滞壅结，胃腑不通，导致食欲不振，病程长，多方诊查效微。患者情志不舒，疏泄失常，气机不畅，气滞胃中，治宜理气消胀，破气降逆顺气。方中木香、乌药理气、顺气；槟榔善行滞气；降香降气行滞；患者其气不虚，去人参，加紫苏梗理气和中、白芍养阴和胃、谷芽消食助运，诸药共奏理气消胀之功[4]。

> 谢映庐医案：傅定远，得痰膈病，发时呃逆连声，咽喉如物阻塞，欲吞之而气梗不下，欲吐之而气横不出，摩揉抚按，烦懑之极。医治两月，温胃如丁、蔻、姜、桂，清胃如芩、连、硝、黄，绝无寸效。延余诊，视其气逆上而呃声甚厉，咽中闭塞，两肩高耸，目瞪口张，俨然脱绝之象，势甚可骇。然脉来寸口洪滑，上下目胞红突。

辨色聆音，察脉审证，知为痰火上攻肺胃，其痰也，火也，非气逆不能升也。遂处四磨汤加海石、山栀、芥子、瓜蒌、竹沥、姜汁，连投数剂，俾得气顺火降痰消；再以知柏地黄汤加沉香以导其火而安。

【按语】：患者呃逆伴胸中烦闷，咽中有痰吐之不出，咽之不下，为痰热内扰，痰火气逆上攻，黄芩、黄连、芒硝、大黄虽能泻火，但痰塞不除，呃逆难消；丁香、蔻仁、干姜、桂枝，热药更助长痰火，导致呃逆益甚。谷入于胃，乃传于肺，肺胃在生理上相互连属，在病理上相互影响，痰块阻塞，气机失调，肺气不宣则"欲吐之而气横不出"，胃气失调则"欲吞之而气梗不下"，痰火上阻肺道，导致"两肩高耸，目瞪口张"。四磨汤治呃逆，重在理气，气顺则郁里的痰火有通道可散，火痰消则呃逆止[5]。

执笔／蔡妙娜　审稿／周瑞娟

【参考文献】

［1］潘克明.四磨汤治疗肝脾不和型肠易激综合征临床观察［J］.光明中医，2020，35（19）：3032-3034.

［2］黄李冰雪，张涛，钟婵，等.基于网络药理学及分子对接探讨四磨汤治疗功能性消化不良的作用机制［J］.中国新药杂志，2020，29（06）：662-669.

［3］覃薇.四磨汤在儿科的应用研究［J］.内蒙古中医药，2017，1（2）：147-148.

［4］徐景藩.徐景藩脾胃病临证经验集萃［M］.北京：科学出版社，2010：198-199.

［5］高新彦，韩丽萍，任艳芸.古今名医医案赏析［M］.北京：人民军医出版社，2004：175-176.

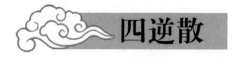

四逆散

┠─ 东汉·张仲景《伤寒论》 ─┨

一、原文

《伤寒论·卷第六·辨少阴病脉证并治第十一》：

少阴病，四逆，其人或咳，或悸，或小便不利，或腹中痛，或泄利下重者，四逆散主之。

甘草炙　枳实破，水渍，炙干　柴胡　芍药

上四味，各十分，捣筛，白饮和服方寸匕，日三服。

二、现代用法用量

炙甘草、枳实、柴胡、芍药各 6 g，水煎服，每日一剂，分两次或三次温服。

三、方论

清代吴谦《医宗金鉴·订正仲景全书伤寒论注》：

此则少阳厥阴，故君柴胡以疏肝之阳，臣芍药以泻肝之阴，佐甘草以缓肝之气，使枳实以破肝之逆，三物得柴胡，能外走少阳之阳，内走厥阴之阴，则肝胆疏泄之性遂，而厥可通也。

四、古代文献

（1）金代成无己《注解伤寒论》：

　　四逆者，四肢不温也。伤寒邪在三阳，则手足必热；传到太阴，手足自温；至少阴则邪热渐深，故四肢逆而不温也；及至厥阴，则手足厥冷，是又甚于逆。四逆散以散传阴之热。《内经》曰：热淫于内，佐以甘苦，以酸收之，以苦发之。枳实、甘草之苦甘，以泄里热；芍药之酸，以收阴气；柴胡之苦，以发表热。

（2）明代吴崑《医方考》：

　　少阴病四逆者，此方主之。此阳邪传至少阴，里有热结，则阳气不能交接于四末，故四逆而不温。用枳实所以破结气而除里热，用柴胡所以升发真阳而回四逆，甘草和其不调之气，芍药收其失位之阴。是证也，虽曰阳邪在里，慎不可下，盖伤寒以阳为主，四逆有阴进之象。若复用苦寒之药下之，则阳益亏矣，是在所忌。论曰：诸四逆者，不可下之。盖谓此也！

（3）清代汪昂《医方集解》：

　　经曰：诸四逆者，不可下也。故用枳实泄结热，甘草调逆气，柴胡散阳邪，芍药收元阴，用辛苦酸寒之药以和解之，则阳气散布于四末矣。此与少阳之用小柴胡意同。有兼证者，视证加减为治。

五、现代研究

（1）有研究[1]通过收集关于四逆散加减与西药对胃癌前病变临床疗效比较的随机对照试验（randomized controlled trial，RCT），系统评价四逆散加减治疗胃癌前病变的临床疗效及安全性。结果共纳入 9 个 RCT 研究，共609 例胃癌前病变患者，治疗组（$n = 311$ 例）服用中药四逆散加减治疗，对照组（$n = 298$ 例）服用西药治疗。结果显示，与对照组相比，四逆散加减治疗胃癌前病变优于西药治疗。提示：中药四逆散加减对胃癌前病变的临床疗效优于西药治疗。

（2）有研究[2]通过基因表达组合（gene expression omnibus，GEO）差异基因分析等实验发现四逆散治疗溃疡性结肠炎具有多成分、多靶点、多通路的特点，可能通过作用于核仁磷酸蛋白、热休克蛋白 8、酪氨酸 3/ 色氨酸 5– 单加氧酶激活蛋白、泛素 C、含缬酪肽蛋白等靶点，调控机体免疫与炎症反应而发挥治疗作用。另有研究[3]通过实验发现四逆散组及柴胡和白芍醋炙后组方的四逆散组干预后的抑郁大鼠代谢发生显著变化。与四逆散组比较，柴胡和白芍醋炙后组方的四逆散抗抑郁作用更佳，可能与能量代谢、氨基酸代谢、免疫调控及肠道菌群有关。

六、疏泄解读

四逆散首载于东汉张仲景的《伤寒论》。此方虽列于少阴病篇，但历代医家对本方证的病因病机争论颇多。金、元时期的成无己等医家认为，四逆散证为热厥证，其病机为邪热内郁，不能外达四肢；清代汪昂认为此证属寒厥证，其病机为阳气虚衰，阴寒内盛；尤在泾从少阴枢机立论："四逆，四肢逆冷也。此非热厥，亦太阳初受寒邪，未郁为热，而便入少阴之证。少阴为三阴之枢，尤少阳为三阳之枢也。"认为四逆散病机有少阴枢机不利、少阴阳气内郁、脾胃不和以及肝胃气滞。研究表明，四逆散组方中主要含有柴胡皂苷、芍药苷、三萜皂苷、挥发油、黄酮类等有效成分，不但具有中枢神经调节作用，如镇痉、镇痛、抗抑郁等，而且对消化系统也有一定的保护和调节作用，还能升压、强心、抗血栓、降脂等，对心血管系统[4]也大有裨益。现代临床上将四逆散广泛应用于消化系统、神经系统、呼吸系统、内分泌系统以及儿科、妇科、外科等疾病，病机属肝胆郁滞、肝脾不调者，如胃溃疡、胃炎、肠易激综合征、慢性肠炎、急慢性胆囊炎、慢性肝炎、慢性咳嗽、肋间神经痛、失眠、雷诺综合征、甲状腺功能亢进症、小儿厌食症、小儿肠系膜淋巴结炎、小儿多动性抽动症、痛经、带下病、青春期多囊卵巢综合征等。

四逆散透邪解郁，疏肝理脾，主治阳郁厥逆、肝郁不和证。症见：手足不温，或见腹痛，泄利下重，胁肋胀痛，脘腹疼痛，脉弦。

四逆散为疏肝理气、调和肝脾的基础方。肝气喜条达恶抑郁，肝气受郁，疏泄失常，于外则不能疏泄畅达于四末，故见手足逆冷；于内则受郁的肝气横逆，疏泄太过，乘脾犯胃，则腹痛、腹泻、呃逆、反酸；侮金则咳嗽、气逆。此方由柴胡、白芍、枳实、甘草四味药组成。柴胡苦平微寒，既能透达肝气，透泄少阳之邪而疏通三焦，又能疏肝解郁，且升发脾胃之清气，如《日华子本草》所云："补五劳七伤，除烦止惊"，具有除烦止惊之功，使肝气得以畅达，内郁得解，外可畅达四末。枳实辛苦酸微寒，理气解郁，泄热破结；柴胡配伍枳实，消积导滞，一升一降，加强舒畅气机之功，共奏升清降浊之效；白芍苦酸凉，养血柔肝，益阴缓中，调和脾胃，与柴胡合用，以补养肝血，使肝气疏泄有源，且不致疏泄太过。枳实芍药配伍，入血入气，行气散结，养血和血；甘草甘平，益脾和中，缓急止痛，与芍药相配，即芍药甘草汤，理气和血，使气血调和，又能调和诸药性。原方用白饮（米汤）和服，亦取中气和则阴阳之气自相顺接之意，使肝气条达舒畅，中焦脾气健运，阳气输布正常。临床运用时可随证加减：心火亢盛者，加黄连、栀子；痰热者，加半夏、胆南星；阴虚者，加麦冬、五味子；胆怯易惊者，加生龙骨、生牡蛎等；气郁重者，加香附、郁金。

四逆散组方精炼，配伍精简，临床疗效显著，也是疏肝解郁、透达邪气的经典名方。历代医家对四逆散进行了大量的研究，不但扩大了其适用范围，而且随之演变出如逍遥散、柴胡疏肝散、血府逐瘀汤等诸多名方。其功能也从透邪达表、理气解郁发展扩大为疏肝理脾，斡旋气机，调畅气血，升清降浊，维持脏腑功能。本方也是杨叔禹教授在临床上常用的心身疏泄基础方。

七、验案

> 王某，女，56岁，2018年8月6日初诊。主诉：机械性肠梗阻术后腹泻8月余。患者在8月余前（2017年11月14日）因机械性肠梗阻于××医院行手术治疗，术后出现腹泻，初起为水样便，近期转为糊便，排便时矢气频，伴完谷不化，3～5次/日，小便时双侧腹股沟部酸痛，排尿不尽。久坐或久行时双下肢麻木感伴踝部轻微水肿。寐浅易惊，凌晨2～3点易醒，醒后难入睡，纳可。舌质瘀暗，苔黄，脉弦。既往有"宫颈癌术后、化疗后，机械性肠梗阻术后，慢性阑尾炎，高脂血症"等病史。

辨证：脾虚肝郁，邪气内郁，疏泄失常。

治法：健脾解郁，疏肝理气。

处方：柴胡 10 g、枳实 10 g、生白芍 10 g、赤芍 10 g、炒白术 10 g、茯苓 10 g、陈皮 10 g、防风 10 g、白扁豆 10 g、泽泻 10 g。共 7 剂，水煎服，每日一剂，分早中晚 3 次饭后温服。

2018 年 8 月 13 日复诊：腹泻伴排便时气多改善，大便成形，每日一两次，小便时双侧腹股沟酸麻感未见好转；寐浅易醒，凌晨 2～3 点易醒，醒后难入睡，纳可；舌体胖大，舌质瘀暗，苔薄黄，脉弦。予原方加车前子 6 g 继服 7 剂，水煎服，每日一剂，分早中晚 3 次饭后温服。

2018 年 8 月 20 日三诊：腹泻好转，每日一两次，大便可，矢气频，小便时腹股沟部酸麻感明显改善，入睡困难，寐浅易醒，醒后难入睡，纳可；舌质晦暗，少苔，脉弦滑。予芩连温胆汤合酸枣仁汤加减调整睡眠。

【按语】：患者机械性肠梗阻术后腹泻 8 月余，术后损伤正气，久病多虚，排便时矢气频伴完谷不化，考虑脾虚伴虚寒；脉弦主肝郁，考虑脾虚木乘，予四逆散加减健脾化湿药物。方中四逆散具透邪解郁、疏肝理脾之效，使邪去郁解，气血调畅，清阳得升；加入白术、茯苓、泽泻、陈皮、扁豆等运脾化湿，腹泻自愈。复诊腹泻症状明显好转，小便仍稍不利，续原方加车前子 6 g 通利小便；三诊诸症改善，唯睡眠不佳，转予芩连温胆汤合酸枣仁汤加减调整睡眠。

张某，女，40 岁，2019 年 8 月 26 日初诊。主诉：腹痛 1 年余。患者 1 年前服用泻药后出现腹痛，部位以脐周为主，偶有全腹疼痛，腹部隐痛喜按，伴怕冷，手脚冰冷，口干喜温饮，纳一般，入睡困难，眠浅，易醒三四次，大便不成形，小便调；舌淡胖，有齿痕，苔白腻，脉沉弦。3 月余前外院查胃镜示"慢性非萎缩性胃炎伴糜烂"，肠镜示"大肠未见明显异常"。患者平素情绪焦虑，服用"草酸艾司西酞普兰片＋氯硝西半片＋舒肝解郁胶囊"等抗抑郁药物。近 1 年来体重下降 30 千克。既往"甲状腺功能减退"10 余年。月经史：末次月经 2019 年 08 月 15 日，5～6 天 /28 天，量、色、质正常，痛经（＋）。

辨证：肝郁气滞，乘脾扰心。

治法：疏肝解郁，和中缓急。

处方：柴胡 10 g、白芍 10 g、枳实 10 g、炙甘草 20 g、陈皮 10 g、防风 10 g、白术 6 g、竹茹 10 g、黄连 3 g、党参 6 g、栀子 3 g、淮小麦 50 g、大枣 10 g。共 6 剂，水煎服，每日一剂，分早中晚 3 次饭后温服。

2019 年 9 月 2 日复诊：服上方后，脐周疼痛、大便不成形、怕冷、情绪焦躁好转；仍稍怕冷，手脚冰冷，失眠，入睡困难（1 小时），眠浅易醒，醒后难以入睡，平素服用安眠药；舌淡白，苔白腻，脉沉。予原方加香附 10 g、乌药 10 g、益智仁 6 g 继服 6 剂，水煎服，每日一剂，分早中晚 3 次饭后温服。

2019 年 9 月 9 日三诊：脐周疼痛、双侧胁肋部隐痛、怕冷、失眠（入睡困难、易醒）、情绪焦躁均明显好转；舌体宽，有齿痕，舌色淡白，苔白腻，脉沉。予 9 月 2 日方继服 7 剂，后电话随访未再腹痛不适。

【按语】：此类肝郁脾虚的腹痛在杨叔禹教授门诊中不在少数，很多患者检查未见器质性病变，经抑酸护胃、解痉止痛等治疗后症状未见改善。详细了解病史，平素多有情绪焦虑紧张表现。在中医看来，此为肝郁气滞，肝气郁而不能疏泄到四末，故见手足逆冷；肝气横逆乘脾，故见腹痛、腹泻，多用四逆散加减健脾和中药物，每奏良效。中年女性多又合并脏阴不足，常常配伍甘麦大枣汤加减以滋养脏阴、和中缓急。

执笔／林婷婷　审稿／曹红霞

【参考文献】

[1] 苏伊璠，李德辉.四逆散加减治疗胃癌前病变疗效的 Meta 分析 [J].辽宁中医杂志，2020，47（11）：43-46.

[2] 杜金鑫，杨士伟，辛学知.基于 GEO 差异分析及网络药理学的四逆散治疗溃疡性结肠炎作用机制研究 [J].中国现代中药，2021，23（04）：645-654.

[3] 莫子晴，蔡皓，段煜，等.柴胡和白芍醋炙前后组方四逆散对抑郁大鼠粪便代谢组学的比较 [J].南京中医药大学学报，2021，37（02）：216-224.

[4] 蔡蓉蓉，姚魁武，刘守尧.四逆散的方证变及临床应用进展 [J].世界中西医结合杂志，2014，9（9）：1021-1022.

酸枣仁汤

东汉·张仲景《金匮要略》

一、原文

《金匮要略·卷上·血痹虚劳病脉证并治第六》：

虚劳虚烦不得眠，酸枣仁汤主之。

酸枣仁二升　甘草一两　知母二两　茯苓二两　穹穷二两

上五味，以水八升，煮酸枣仁，得六升，内诸药，煮取三升，分温三服。

二、现代用法用量

酸枣仁 15 g、甘草 3 g、知母 6 g、茯苓 6 g、川芎 6 g，水煎服，每日一剂，分两次或三次温服。

三、方论

清代吴谦《医宗金鉴·删补名医方论》：

罗谦甫曰：枣仁酸平，应少阳木化而治肝，极者宜收宜补，用枣仁至二升，以生心血，养肝血，所谓以酸收之，以酸补之是也。顾肝郁欲散，散以川芎之辛散，使辅枣仁通肝调荣，又所谓以辛补之也。肝急欲缓，缓以甘草之甘缓，使防川芎疏泄过急，此所谓以土葆之也。然终恐劳极则火发，伤阴阳旺，阳分不行于阴，而仍不得眠，故佐知母崇阴水以制火，茯苓利阳水以平阴，将水壮而魂自宁，火清而神且静矣。此治虚劳肝极之神方也。

四、古代文献

（1）清代尤怡《金匮要略心典》：

> 人寤则魂寓于目，寐则魂藏于肝。虚劳之人，肝气不荣，则魂不得藏，魂不藏，故不得眠。酸枣仁补肝敛气，宜以为君。而魂既不归容，必有浊痰燥火乘间而袭其舍者。烦之所由作也，故以知母、甘草清热滋燥；茯苓、川芎行气除痰。皆所以求肝之治而宅其魂也。

（2）清代张秉成《成方便读》：

> 夫肝藏魂，有相火内寄。烦自心生，心火动则相火随之，于是内火扰乱，则魂无所归。故凡有夜卧魂梦不安之证，无不皆以治肝为主。欲藏其魂，则必先去其邪。方中以知母之清相火，茯苓之渗湿邪，川芎独入肝家，行气走血，流而不滞，带引知、茯搜剔而无余。然后枣仁可敛其耗散之魂，甘草以缓其急悍之性也。虽曰虚劳，观其治法，较之一于呆补者不同也。

五、现代研究

（1）有研究[1]将肝阴亏虚型失眠患者随机分组，治疗组（$n = 40$ 例）给予酸枣仁汤加味治疗，对照组（$n = 40$ 例）给予常规药物地西泮治疗，疗程 3 个月。结果显示，治疗组总有效率优于对照组（$P < 0.05$），且能显著升高患者褪黑素水平，有效改善睡眠质量。

（2）有研究[2]通过实验发现加味酸枣仁汤组对 SD 大鼠的体质量、旷场实验水平和垂直得分均可产生影响，提示加味酸枣仁汤能改善睡眠剥夺导致的模型大鼠体质量下降和行为学改变，并能纠正其细胞免疫功能紊乱。

六、疏泄解读

酸枣仁汤首载于东汉张仲景的《金匮要略·血痹虚劳病脉证并治第六》篇，用于治疗肝血虚之失眠者。历代医家对本方加减应用，如明代叶氏《医学统旨》中认为"虚烦者，心中烦扰，郁而不宁也"；清代李珥臣提出"虚烦不得眠者，血虚生内热，而阴气不敛也"。现代临床上多用本方治疗各种抑郁症、焦虑症、老年性失眠、更年期失眠等心身疾病，取得了较满意的临床疗效。

酸枣仁汤养血安神，清热除烦，主治肝血不足、虚热内扰之虚烦不眠证。症见：虚烦失眠，心悸不安，头目眩晕，咽干口燥；舌红，脉弦细。

杨叔禹教授认为，失眠应分虚实论治。睡浅易醒以及早醒者，临床上多属于虚症；入睡困难以及多梦者，临床上多属于实证。但临床失眠者仍以虚证多见，亦有虚实夹杂者。失眠患者多为中老年人，且病程通常较长，接诊的患者中失眠最久者竟长达50年。结合《内经》所述："年四十而阴气自半也，起居衰矣。"中老年人气血渐虚，加之起居无常、情志失调、饮食不节等外因影响，营卫之气运行不畅，阴阳失调而致失眠，故治疗失眠尤应重视补虚治本。酸枣仁汤，原文论述"虚劳虚烦不得眠"。临证病机要点，一个是"虚"，一个是"烦"。酸枣仁汤的"虚"在于血虚；酸枣仁汤的"烦"在于阴虚火旺。肝血虚，肝血不足，临床表现的症状有三，一是两眼干涩，二是疲乏，三是大便干燥。肝藏血，血舍魂，若肝血不足，魂不守舍，心失所养，则阴虚内热而起，导致虚烦不眠，心悸不安；而肝血虚、肝血不足所致心烦名曰"虚烦"。血亏阴虚，易生内热，虚热内扰，每见虚烦不安、咽干口燥、舌红等；头目眩晕，脉细弦，乃血虚肝旺使然。此即《灵枢·邪客篇》所云："阴虚则目不瞑。"故酸枣仁汤主要是养肝血的，所治为纯虚证，即肝血虚。主症就是长期睡眠不好，睡轻浅，早醒，伴心烦、疲乏、手足酸软。综上所述，酸枣仁汤证可归于虚劳之神劳范畴。具体病机：肝用过度，引致肝燥（《黄帝内经》曰："卧则血归于肝。"反之，不寐则肝失血养，肝燥即见），神浮欠安为起始。而不寐病久，神失所养，且累及心脾，兼生瘀、内热或生痰、夹湿等，邪气内舍，经道不利，引致神不归舍，寐更难安，形成恶性循环[3]。

从疏泄理论出发，肝体肝血不足，疏泄已然失职，导致肝木妄恣，疏泄化火，阴虚不能敛阳，内火扰心，心神不安，而致心烦失眠等。《景岳全书·不寐》说："劳倦、思虑太过者，血液必耗亡，暗耗心血，以致营血之不足，神魂无主，所以不眠治当以补肝养血为要。"故方中重用酸枣仁为君，大养肝体肝血，佐以川芎加强养血之力，且川芎味辛，可以调肝气；茯苓宁心安神，茯苓、甘草入中焦健脾益肝；知母清热除烦；甘草甘缓，柔肝缓急。诸药合用使肝血充盈，虚火得收，疏泄不致过旺，阳气得以内守而寐安矣。

临床上应用酸枣仁汤常根据具体情况多有加减。血虚甚者，可加当归、龙眼肉养血安神；兼阴虚、舌红、脉数者，可加生地、麦冬养阴清热；内热口苦苔黄者，可加栀子、黄连；遗精盗汗者，可加五味子、龙骨、牡蛎；心神恍惚健忘者，可加人参、菖蒲、远志。酸枣仁汤既能安神，又能柔肝。如果患者怕冷又怕热，则可用桂枝代替川芎，桂枝可疏肝，也可调和营卫。同时，临证应兼顾肝之"体阴用阳"的特点。慎用大辛、大苦、大热之品，避免耗伤阴血，动摇根本；肝主疏泄，性喜条达恶抑郁，临证时应注意适当配伍畅达气机之品，既能助气血运行，又能疏解郁结之肝气。

酸枣仁汤结构严谨，扶正为主，兼用祛邪，主次分明，可谓抓住了不寐属神劳的病机。清代尤怡云："寐则魂藏于肝，虚劳之人，肝气不荣，则魂不得藏，魂不藏，故不得眠。酸枣仁补肝敛气，宜以为君。魂既不归容，必有浊痰燥火乘间而袭其舍者，烦之所由作也，故以知母、甘草清热滋阴，茯苓川芎行气除痰。皆所以求肝之治，而宅其魂也。"故若选治疗不寐的基本方，酸枣仁汤当仁不让[3]。

七、验案

陈某，女，64 岁，2019 年 1 月 16 日初诊。患者 3 月前无明显诱因出现易醒，醒后难以再次入睡，夜间口渴，畏寒；既往有糖尿病病史 16 年余，目前口服"盐酸二甲双胍 0.5 g，晚饭前 1 片；格列苯脲 2 mg，早、午饭前各 1 片"。2018 年 12 月 18 日查糖化血红蛋白示 7.7%，空腹血糖 8.85 mmol/L。大便 1 天 / 次，成形，小便调，纳可，精神可；舌体宽大，边有齿痕，舌质暗红，苔薄黄腻，脉沉弦细。

辨证：肝血不足，虚热内扰。

治法：养血安神，清热除烦。

处方：酸枣仁 15 g、知母 10 g、茯神 15 g、川芎 10 g、炙黄芪 5 g、麦冬 5 g、五味子 10 g、党参 5 g、白术 5 g、牡丹皮 10 g。共 7 剂，水煎服，每日一剂，分两次饭后温服。

2019年1月23日复诊：患者睡眠加深，睡眠质量改善，守方继服7剂。

【按语】：患者老年人，糖尿病病史16年，久病必虚，综合其易醒、口渴、舌体宽大、边有齿痕、脉细，辨为肝血亏虚，内热上扰，心神受损，投张仲景酸枣仁汤，合生脉散加味，养肝血，滋心阴，养心气，安心神。服7剂，失眠得以向愈，守方7剂，巩固疗效。

> 赵某，女，57岁，既往糖尿病病史10多年。患者长年睡眠差，每天睡眠2～3小时，入睡难，易醒，醒后难以再次入睡，易汗，疲乏，时发胸闷，眼前黑影飘动，口干不喜饮，二便尚调；精神尚好，舌质晦红，苔稍厚，脉细。

辨证：心肝阴虚夹瘀。

治法：养阴清热，活血化瘀，养心安神。

处方：酸枣仁40 g、知母10 g、川芎10 g、云茯苓15 g、生白芍15 g、当归10 g、丹参20 g、柏子仁20 g、琥珀（研粉冲服）3 g。共7剂，水煎服，每日一剂，分两次饭后温服。

复诊：患者睡眠显著改善，守方继服7剂。

【按语】：消渴以阴虚为本，肝心阴分不足故见失眠。久病入络夹瘀，故见时发胸闷、飞蚊症等，故选酸枣仁汤加柏子仁、琥珀滋养肝心安神，丹参四物汤养血活血。因为夹瘀，所以去甘草不用，虑其有甘缓滞气可能；加琥珀兼可安神，又可利血，一举两得。方证药证合拍，故得良效[3]。

> 刘渡舟验案：齐某，男，18岁。患者两年前在学校与同学争吵之后，精神受到刺激，从此哭笑无常，打骂不分亲疏，被诊断为精神分裂症而住院治疗两个多月。近半年来，自觉头晕昏沉，心烦不得眠，独居室内而恶见他人。脉弦细，舌质淡红，苔白。

辨证：肝郁血虚，肝失条达而燥热内生。

处方：酸枣仁 30 g、川芎 12 g、知母 12 g、茯苓 15 g、炙甘草 10 g、珍珠母 30 g、夜交藤 15 g。

复诊：服药 7 剂后，头晕减，夜寐安。上方去珍珠母、夜交藤，又进 20 剂，基本恢复正常，主动要求返校读书。

【按语】：本案病症始于情志所伤，肝郁为患。肝有郁结，则气不调畅，气不行则郁而为火，火能耗血，所以日久肝血为其所伤。肝血不足，不能柔养肝体，则使肝气更郁。这就是所谓的肝郁能致血虚，血虚又能导致肝郁的病理过程。酸枣仁汤能养肝血，柔肝气，专门治疗肝郁血虚所致的神魂不安证，所以服用后效如桴鼓[4]。

执笔／李婉璋　审稿／叶钢福

【参考文献】

[1] 张卓铭，张红丽.酸枣仁汤加味治疗肝阴亏虚型失眠的临床疗效机制初探 [J].世界中西医结合杂志，2017，12（02）：234-237.

[2] 刘文娟，胡霖霖，刘义，等.加味酸枣仁汤对睡眠剥夺大鼠细胞免疫功能紊乱的调节作用 [J].浙江中西医结合杂志，2017，27（08）：659-661，668.

[3] 叶钢福.杨叔禹教授论治不寐的经验 [J].光明中医，2016，6（11）：1548-1549

[4] 刘渡舟.经方临证指南 [M].北京：人民卫生出版社，2013：167.

痛泻要方

元代·朱震亨《丹溪心法》

一、原文

《丹溪心法·卷二·泄泻十》：

治痛泄。

炒白术三两　炒芍药二两　炒陈皮两半　防风一两

久泻，加升麻六钱。上剉，分八帖，水煎或丸服。

二、现代用法用量

炒白术 9 g、炒芍药 6 g、炒陈皮 4.5 g、防风 3 g，水煎服，每日一剂，分两次或三次温服。

三、方论

清代汪昂《医方集解·和解之剂》：

此足太阴、厥阴药也。白术苦燥湿，甘补脾，温和中；芍药寒泻肝火，酸敛逆气，缓中止痛；防风辛能散肝，香能舒脾，风能胜湿，为理脾引经要药；陈皮辛能利气，炒香尤能燥湿醒脾，使气行则痛止。数者皆以泻木而益土也。

四、古代文献

（1）明代吴崑《医方考》：

> 痛泻不止者，此方主之。泻责之脾，痛责之肝；肝责之实，脾责之虚。脾虚肝实，故令痛泻。是方也，炒术所以健脾，炒芍所以泻肝，炒陈所以醒脾，防风所以散肝。或问痛泻何以不责之伤食？余曰：伤食腹痛，得泻便减，今泻而痛不止，故责之土败木贼也。

（2）清代汪昂《医方集解》：

> 治痛泻不止。戴氏曰，水泻腹不痛者，湿也；痛甚而泻，泻而痛减者，食积也；泻水腹痛肠鸣，痛一阵，泻一阵，火也；或泻或不泻，或多或少者，痰也；完谷不化者，气虚也。

五、现代研究

（1）有研究[1]将溃疡性结肠炎（ulcerative colitis，UC）患者随机分组，对照组（$n = 20$ 例）予美沙拉嗪肠溶片口服治疗，观察组（$n = 20$ 例）在对照组治疗的基础上加用痛泻要方治疗，疗程 12 周。研究表明，痛泻要方可以有效改善 UC 患者的疾病活动度，提高机体免疫功能，上调肠道黏膜屏障保护因子的表达，提高临床疗效。

（2）有研究[2]通过实验发现痛泻要方能降低内脏高敏感性肠易激综合征模型大鼠血清 5-羟色胺、血浆 P 物质水平，增加降钙素基因相关肽水平。提示：痛泻要方的作用机制可能是通过降低模型大鼠血清 5-羟色胺、血浆 P 物质水平，减弱背角神经元兴奋性，提高内脏痛阈，消除肠道过敏，从而达到治疗目的。

六、疏泄解读

痛泻要方出自元代朱震亨的《丹溪心法》，为治疗肝脾不和之痛泻的代表方。现代临床上常将其用于治疗急性肠炎、慢性结肠炎、小儿泄泻、慢性泄泻、肠易激综合征等心身疾病，属肝脾不和者[3]。

痛泻要方补脾柔肝，祛湿止泻，主治脾虚肝郁之痛泻。症见：肠鸣腹痛，大便泄泻，泻必腹痛，泻后痛缓；舌苔薄白，脉两关不调，左弦而右缓者。

历代医家对痛泻要方的解读都强调了肝与脾的关系，《素问·五运行大论篇》曰："东方生风，风生木，木生酸，酸生肝……其志为怒，怒伤肝，悲胜怒，风胜肝，燥胜风，酸伤筋。辛胜酸。中央生湿，湿生土，土生甘，甘生脾……其志为思，思伤脾，怒胜思，风胜湿，甘伤脾，酸胜甘。"阐述了肝脾在生理方面的生克关系。《素问·生气通天篇》曰："是故味过于酸，肝气以津，脾气乃绝。"描述了临床上肝脾克伐的病理现象。痛泻要方能补脾泻肝、缓痛止泻、调和肝脾。

杨叔禹教授认为"肝主疏泄，脏腑协调"。肝气郁结或肝旺，致肝疏泄太过，横逆乘脾则致脾病，反致脾脏疏泄不及。因脾病多虚，肝病多实故也。此虚实夹杂，则症以腹痛泄泻、泻后痛减、脉弦为主，又见泄泻、腹痛与情绪相关者，可用痛泻要方，治以抑肝扶脾。方中白术补脾健运，以扶土抑木；白芍敛阴柔肝，又能缓急止痛；陈皮理气醒脾而能调中；防风散肝舒脾以升清。诸药合用，共奏泻肝补脾、升清止泻之效。若肝郁明显，胁肋胀满，可加柴胡、枳壳；若脾虚甚，可加黄芪、党参；若久泻不止，可加酸收之品，如乌梅、五倍子等。此外，杨叔禹教授注重情绪作用，常嘱患者调畅情志，疏泄适度，不可暴怒或积郁在里，方可增药效、促疾愈。

临证辨病，杨叔禹教授强调抓主症和特点人群。痛泻要方主症特点是每遇情绪波动则腹痛、腹泻加重，痛后则泻，泻后痛缓，痛泻交作，如此反复，时轻时重；舌苔薄白，脉常有弦象；人群以20～50岁为多，工作压力大，长期精神紧张，同时饮食不规律，或吃了易致敏食物而较易诱发腹泻。肠道功能失调，表现为腹痛、腹泻或便秘、黏液便，症状持续存在或间歇发作，常伴有自主功能障碍，肠道本身检测常常无器质性病变。

杨叔禹教授认为，中医治病思维讲究辨证而非辨病，不能见病用药，而应以证为主，若见肝旺脾虚病机，泄泻与便秘均可用之，这正是中医"异病同治"的思想。本方还可用于治疗肝郁脾虚之咳喘，脾虚日久，津液输布失常，水液停聚成痰，随气升降，或阻于肺，则致咳喘之症。

现代药理研究证实[4]，痛泻要方的药理活性包括：调节胃肠道功能，抗炎镇痛，抗氧化，调节机体免疫，影响心血管及血液流变学，影响神经系统等。白术能抑制肠管受乙酰胆碱和氯化钡刺激所致的肠管痉挛；防风有抑制肠管平滑肌收缩、抗过敏作用，白芍、甘草对胃肠平滑肌痉挛有解痉止痛作用，还可纠正患者肠道菌群的紊乱，从而提高临床疗效。

七、验案

> 黄某，女，19 岁，2017 年 06 月 21 日初诊。主诉：早餐后腹痛、腹泻 1 月余。患者 1 个月前入夏以来，吃早餐后即感腹痛，痛则泻，泻后痛减，反复发作，纳少，平素畏寒，手足发凉，喜食热食，寐可，畏光目涩，时有便秘，去年夏天上症亦发；面色黄，形体纤瘦，舌红，边齿痕，苔薄黄少津，脉弦细数。

辨证：肝郁脾虚。

治法：疏肝解郁，温中培土。

处方：柴胡 6 g、生白芍 10 g、防风 6 g、炒白术 10 g、茯苓 15 g、白扁豆 10 g、白蔻仁 10 g、肉豆蔻 10 g、五味子 10 g、吴茱萸 10 g、党参 10 g、干姜 6 g、小茴香 6 g、乌药 6 g。共 7 剂，水煎服，每日一剂，分两次饭后温服。

2017 年 6 月 28 日复诊：服用 7 剂后，早餐后未再出现腹痛、腹泻。

【按语】：《素问·阴阳应象大论》提出"春伤于风，夏生飧泄"，春季肝主生发，养护不当，感受风邪，流连于夏季，克伐脾土，致脾虚，运化失常，则产生泄泻；肝气郁结，疏泄失调，气血不畅，不通则痛，故腹痛；脾胃虚弱，气血生化乏源，不足以温养四肢末梢，故畏寒、手足发凉；面色黄、形体纤瘦皆为脾虚表现，按之脉有弦象，故辨证为肝郁脾虚，拟"痛泻要方合理中丸加减"以疏肝解郁，温中健脾，加入白扁豆、白蔻仁健脾理气除湿，加入肉豆蔻、小茴香祛寒止痛，以增培土疗效。

> 林某，女，47 岁，2017 年 11 月 20 日初诊。主诉：结肠肝曲癌术后伴腹泻 2 年。患者 2 年前自觉脐周疼痛，于××院行肠镜检查提示

结肠肝曲癌，进一步诊断为结肠肝曲癌 T4aN0M0 ⅡB 期，行结肠肝曲癌术后化疗 7 次，术后每食寒性、辛辣、刺激性食物后出现水样便，每日一两次，便前腹痛，泻后痛减，偶反酸。平素大便每日一两次，时成形时不成形，小便黄，夜醒 1 次，醒后可再入睡。月经前自觉头部两侧及乳房胀痛。面色萎黄，舌体宽，边有齿痕，舌质暗，苔薄黄腻，脉沉弦细略滑。

辨证：肝郁脾虚。

治法：柔肝健脾，燥湿缓中。

处方：炙甘草 15 g、党参 15 g、干姜 3 g、炒白术 15 g、防风 15 g、陈皮 15 g、赤芍 10 g、桂枝 3 g、白豆蔻 10 g、白扁豆 10 g、莲子 10 g、小茴香 6 g。水煎服，每日一剂，分两次饭后温服。

复诊：加减服用 18 剂后，泄泻明显改善，大便每日 1 次，时成形时不成形。

【按语】：肿瘤术后患者情绪易焦虑，肝气不舒，乳络不通，郁结在里，故平素易经前乳房胀痛，头两侧胀痛；肝气郁结，横逆克脾，致脾土不旺，津液输布失常，痰湿内生，湿浊下走肠间，功能失调而发病；病位在肝、脾，病性属虚实夹杂。杨叔禹教授方选痛泻要方："此为足太阴、厥阴药也。白术苦燥湿，甘补脾，温和中；芍药寒泻肝火，酸敛逆气，缓中止痛；防风辛能散肝，香能舒脾，风能胜湿，为理脾引经要药。陈皮辛能利气，炒香尤能燥湿醒脾，使气行则痛止。数者皆以泻木而益土也。"（《医方集解·和解之剂》）配合理中汤温中散寒止痛，加白豆蔻、白扁豆以增强祛湿之力。

武维屏医案：患者，女，24 岁，以反复咳嗽 1 个月为主诉。患者工作劳累，1 个月前开始出现咽部不适，咳嗽，无痰，自服感冒冲剂、强力枇杷露无效，咳嗽反逐渐加重，咳嗽阵作，咽痒欲咳，无痰咳出。深吸气咽痒明显，日夜均咳，无发热恶寒，无流涕喷嚏，头颈汗出，纳可，大便溏，患者素体肥胖，舌质暗舌尖红，苔黄厚略腻，脉弦。

辨证：肝郁脾虚，痰热内蕴，肺气不降。

处方：陈皮 10 g、防风 10 g、麸炒白术 10 g、白芍 12 g、清半夏 9 g、浙贝母 10 g、黄芩 10 g、前胡 10 g、苦杏仁 10 g、连翘 12 g、五味子 6 g、薄荷 6 g、金银花 15 g。共 7 剂，免煎颗粒，每日一剂，分早晚两次冲服。

复诊：药后咳嗽明显减轻，仅深呼吸咽痒欲咳，偶咳出少量白痰，汗出减少，大便仍溏，舌仍暗。上方改白芍为赤芍 12 g 以增强活血之力，再进 7 剂。

三诊：基本不咳，复诊方去金银花，再服 7 剂而愈[5]。

【按语】：患者平素工作劳累紧张，日久肝气郁结，郁热化火，木叩钟鸣，发为肺声，则咳嗽阵作。肝火灼伤津液，则干咳无痰。肝旺克脾，脾气虚弱，运化无权，则便溏。脾虚生湿，湿化痰，痰蕴久化热，而致痰热内蕴，复阻滞气机，气机不降，肺气宣降失常，故辨证为肝郁脾虚、肺失宣降。因此用痛泻要方培土抑木，加入半夏、贝母化痰；黄芩、连翘、金银花清热解毒；薄荷清热利咽；前胡、苦杏仁宣降肺气，引药入肺。复诊症状明显好转，但舌质仍暗，为血瘀内阻之征象，改赤芍凉血活血。三诊时患者已基本不咳，故去寒凉之金银花以巩固疗效。

执笔 / 林淑珍　审稿 / 周瑞娟

【参考文献】

[1] 俞媛，王卿华，陈媛洁，等.痛泻要方对溃疡性结肠炎患者免疫功能及肠道黏膜屏障的调节作用[J].中国中西医结合消化杂志，2020，28(11)：858-862.

[2] 李佃贵，赵玉斌.痛泻要方对肠易激综合征作用机制的实验研究[J].中草药，2006(11)：1681-1685.

[3] 郑依玲，梅全喜，胡莹，等.痛泻要方考证[J].亚太传统医药，2017，13(23)：57-58.

[4] 王玉保.痛泻要方半夏泻心汤并用治疗腹泻型肠易激综合征 41 例[J].

实用中医内科杂志，2005（01）：78.

　　［5］任传云，武维屏.武维屏应用痛泻要方加味治疗咳、喘、哮经验［J］.中医杂志，2019，60（06）：469-471.

胃苓汤

元代·朱震亨《丹溪心法》，源自《妇人大全良方》

一、原文

《丹溪心法·卷二·痢九》：

下痢，若湿盛胜湿者，以平胃散对五苓散最可。

《丹溪心法·卷二·泄泻十》：

暑泻，因中暑热者，宜胃苓汤或五苓散。
苍术泔浸，八钱　陈皮五钱　厚朴姜制，五钱
甘草蜜炙，三钱　泽泻二钱五分　猪苓一钱半
赤茯苓去皮，一钱半　白术一钱半　肉桂一钱
上合和，姜枣煎，空心服。

二、现代用法用量

五苓散、平胃散各 3～6 g，上药 6 g 合和，紫苏、乌梅煎汤下。

三、方论

（1）清代吴谦《医宗金鉴·删补名医方论》：

二术苦甘，皆燥湿健脾之用，脾燥则不滞，所以能健运而得其平。第二术白者柔而缓，苍者猛而悍，此取其长于发汗，迅于除湿，故以苍术为君耳。不得以白补，赤泻之说，为二术拘也。浓朴色赤苦温，能助少火以

生气，故以为佐。湿因于气之不行，气行则愈，故更以陈皮佐之。甘先入脾，脾得补而健运，故以炙甘草为使。名曰平胃，实调脾承气之剂欤！

（2）清代吴谦《医宗金鉴·订正仲景全书伤寒论注》：

君泽泻之咸寒，咸走水府，寒胜热邪；佐二苓之淡渗，通调水道，下输膀胱，则水热并泻也；用白术之燥湿，健脾助土，为之隄防以制水也；用桂之辛温，宜通阳气，蒸化三焦以行水也。泽泻得二苓下降，利水之功倍，则小便利，而水不蓄矣。白术借桂上升，通阳之效捷，则气腾津化，渴自止也。若发热不解，以桂易桂枝，服后多服暖水，令汗出愈。是知此方不止治停水小便不利之里，而犹解停水发热之表也。

四、古代文献

明代朱棣等《普济方》引载：

胃苓散，出《大全良方》，治夏秋之间，脾胃伤冷，水谷不分，泄泻不止。亦治男子。上合称五苓散、平胃散，姜、枣煎，空心服。

五、现代研究

（1）有研究[1]将胆汁反流性胃炎（bile reflux gastritis，BRG）气滞湿阻证伴焦虑抑郁状态患者随机分组，治疗组（$n = 40$ 例）给予逍遥散合胃苓汤中药免煎颗粒口服治疗，对照组（$n = 40$ 例）给予多潘立酮片、铝碳酸镁咀嚼片口服治疗，治疗 8 周后随访 6 个月。结果表明，逍遥散合胃苓汤对治疗气滞湿阻证 BRG 伴焦虑抑郁状态患者具有良好的临床疗效，可改善临床症状积分，提升疗效，降低焦虑自评量表及抑郁自评量表评分，改善患者焦虑抑郁状态。

（2）有研究[2]通过实验发现高脂饮食喂养可致动物肥胖及嗜睡，并伴有血清甘油三酯和游离脂肪酸浓度升高。胃苓汤可以改善肥胖动物嗜睡症状并降低其血中甘油三酯和游离脂肪酸浓度，推测其改善小鼠嗜睡症状的机制与降低血脂有关。

六、疏泄解读

胃苓汤出自元代朱震亨的《丹溪心法》，用于治疗寒湿困脾、脾胃失和者。后世医家多用本方治疗泄泻、水肿等疾病。胃苓汤行气祛湿，效专力强，现代临床上进一步扩大其应用范围，外如皮肤湿疹、痤疮、带状疱疹、脱发；内如高脂血症、脂肪肝、水肿、肠炎腹泻、卵巢囊肿等，证属寒湿蕴阻者均可运用。

胃苓汤除湿和胃，行气利水，主治夏秋之间，脾胃伤冷，水谷不分，泄泻如水，以及水肿、腹胀、小便不利者。

胃苓汤由平胃散、五苓散二方和合而成，其曰："湿泻，由坐卧湿处，以致湿气伤脾，土不克水，梅雨久阴，多有此病，宜除湿汤吞戊己丸，佐以胃苓汤……胃苓汤，夏秋之间，脾胃伤冷，水谷不分，泄泻不止。五苓散、平胃散，上合和，姜枣煎，空心服……暑泻，因中暑热者，宜胃苓汤。""如肥胖之人腹胀者，宜平胃、五苓共服之。""平胃五苓散，治湿泄、水恣泄、热泄。此方治一切阳证。"可见，胃苓汤的使用时机多见于湿阻中焦、湿滞体表、水泻、水肿为患等水液失调之证。

此方结构反映出四大特点：首先，就病机而言，本方重以脾虚为主所致水液代谢失调，并可兼有肾阳不足、气化失常之理；其次，在选方用药上，选用陈皮、厚朴以行气健脾，苍术、白术、泽泻、猪苓、茯苓等以燥湿醒脾，淡渗利湿；再次，以桂枝助阳化气，温通血脉；最后，全方气血兼顾，行气、祛湿、通脉共达，使三焦气机得畅，水湿得化，血脉畅通，圆机活法，方效显著。

闽南地区气候潮湿，又因现代人饮食失节，作息无度，易于脾胃受损，湿邪内蕴，故本方运用甚多。需要注意的是，本方燥湿温阳，对于郁而化热者，应根据情况加减。

七、验案

> 陈某，女，68岁，2017年02月15日初诊。主诉：呃逆、寐差半年。患者半年前体检发现"胃癌"，已行胃部切除手术，病理提示早期，术

后未行放疗、化疗。半年来反复呃逆、易饥，寐易醒，醒后难再入睡，二便调；舌质淡红，苔白厚腻，脉弦细。

辨证：脾虚湿蕴，阴虚气滞。

治法：健脾利湿，养阴行气。

处方：苍术 10 g、白术 10 g、陈皮 10 g、茯苓 10 g、猪苓 10 g、茯神 10 g、泽泻 10 g、法半夏 10 g、酸枣仁 15 g、白扁豆 6 g、白豆蔻（后下）6 g、天花粉 10 g。共 7 剂，水煎服，每日一剂，分两次饭后温服。

复诊：加减服药 21 剂后呃逆、易饥症状改善，偶于夜间感胃脘饱胀，寐安，二便调。

【按语】：患者已行胃部切除，加之肿瘤消耗，元气大伤，因地处气候潮湿的闽南地区，加之饮食无律，故见呃逆、易饥、苔白厚腻等湿阻其气，气机不畅等症状。方予胃苓汤加减以燥湿和脾，行气化水，恐其温燥过盛，气阴不足，加天花粉、酸枣仁以养阴安神。全方攻补兼施，祛湿不伤阴，养阴不碍邪。

方某，女，70 岁，2017 年 03 月 01 日初诊。主诉：胃脘胀 10 余年。患者 10 余年前无明显诱因出现胃脘胀，伴嗳气、反酸，近 3 个月来胃痛 4 次，伴呕吐，昨日再发 1 次，上述症状发作与情志有关，服用凉性、硬性及刺激性食物后上述症状加重，难以入睡，睡而易醒、多梦，甚至彻夜不眠，大便干燥，每日 1 次，小便黄；舌红，苔黄燥，脉沉细略涩。

辨证：肝气犯胃。

治法：疏肝行气。

处方：苍术 10 g、厚朴 10 g、陈皮 10 g、茯苓 15 g、茯神 15 g、柴胡 6 g、青皮 10 g、生白芍 10 g、香附 10 g、枳壳 10 g、法半夏 10 g、佛手 10 g、香橼 10 g、元胡 6 g、川楝子 6 g、焦山楂 10 g、神曲 10 g、麦芽 10 g、天冬 15 g。共 7 剂，水煎服，每日一剂，分两次饭后温服。

复诊：加减服药 14 剂后胃胀、反酸、夜寐症状均有所改善。

【按语】：患者平素情志不畅，其症状的发生与情绪密切相关，故予胃苓汤加减健脾和中，加元胡、佛手、川楝子、香橼以疏肝行气并止痛，使三焦气滞得以疏泄畅通，气机调畅则诸症自愈。全方共奏温阳化气、疏通气机之效。

> 陈某，女，76 岁，2018 年 03 月 28 日初诊。主诉：反酸、嗳气 3 年余。患者反酸、嗳气 3 年余，饭后明显，大便溏，矢气多，伴胸闷、短气，入睡稍困难，多梦易醒，醒后较难再次入睡；舌边有齿痕，质暗红，苔黄腻，脉滑略弦数。

辨证：肝气犯胃，湿热内蕴。

治法：泄肝和胃，利湿清热。

处方：苍术 10 g、厚朴 6 g、陈皮 10 g、炙甘草 6 g、炒白术 6 g、泽泻 10 g、茯苓 10 g、猪苓 10 g、桂枝 6 g、黄连 3 g、黄芩 6 g、干姜 6 g、生白芍 6 g、防风 6 g、五味子 6 g、白扁豆 6 g、木瓜 10 g。共 7 剂，水煎服，每日一剂，分两次饭后温服。

复诊：加减服药 21 剂后，反酸、嗳气改善，余症缓解；复予 7 剂以巩固疗效。

【按语】：患者老年女性，平素情志不舒，致肝郁气滞，脾胃受损，湿浊难化，反酸、嗳气伴矢气、胸闷、短气为气机阻滞，脾运失司之征，大便溏、舌暗红、苔黄腻为湿凝气滞化热之象，故治以胃苓汤加减以燥湿运脾，行气利湿，泄肝清热，属肝脾肾三脏同治之法度。

执笔 / 林姗颖　审稿 / 胡天赤

【参考文献】

[1] 徐晴 . 逍遥散合胃苓汤治疗胆汁反流性胃炎伴焦虑抑郁状态的临床研

究 [D]. 广西中医药大学，2019.

　　［2］李炎，陈雪，周忠光，等. 胃苓汤对肥胖小鼠嗜睡症状改善作用及机制探讨 [J]. 辽宁中医药大学学报，2016, 18（07）：41-43.

温胆汤

南宋·陈无择《三因极一病证方论》

一、原文

《三因极一病证方论·卷之九·虚烦证治》：

> 治大病后，虚烦不得眠，此胆寒故也，此药主之。又治惊悸。

《三因极一病证方论·卷之十·惊悸证治》：

> 治心胆虚怯，触事易惊，或梦寐不祥，或异象惑，遂致心惊胆慑，气郁生涎，涎与气搏，变生诸证，或短气悸乏，或复自汗，四肢浮肿，饮食无味，心虚烦闷，坐卧不安。
>
> 半夏汤洗七次　竹茹　枳实麸炒，去瓤，各二两
>
> 甘草炙，一两　陈皮三两　茯苓一两半
>
> 上为锉散。每服四大钱，水一盏半，姜五片，枣一枚，煎七分，去滓，食前服。

二、现代用法用量

半夏 6 g、竹茹 6 g、枳实 6 g、陈皮 9 g、甘草 3 g、茯苓 4.5 g，加生姜 5 片、大枣 1 枚，水煎服，每日一剂，分两次或三次温服。

三、方论

清代吴谦《医宗金鉴·删补名医方论》：

方以二陈治一切痰饮，加竹茹以清热，加生姜以止呕，加枳实以破逆，相济相须，虽不治胆而胆自和，盖所谓胆之痰热去故也。命名温者，乃谓温和之温，非谓温凉之温也。若谓胆家真畏寒而怯而温之，不但方中无温胆之品，且更有凉胃之药也。

四、类方

十味温胆汤出自《世医得效方》。用法用量：半夏（汤洗7次）、枳实（去瓤切、麸炒）、陈皮（去白）各9 g，白茯苓（去皮）4.5 g，酸枣仁（微炒）、大远志（去心）、甘草（水煮，姜汁炒）、北五味子、熟地黄（切）、条参（酒炒）各3 g，粉草1.5 g。上锉散，每服四钱，水盏半，姜5片，枣一枚，煎，不以时服。功用：化痰宁心，益气养血。主治：痰浊内扰，心胆虚怯证。症见：触事易惊，心悸不宁，不眠多梦，心胸烦闷，坐卧不安，短气乏力，或癫狂；舌淡，苔腻，脉弦而虚。

五、古代文献

（1）明代吴崑《医方考》：

胆，甲木也，为阳中之少阳，其性以温为常候，故曰温胆。竹茹之清，所以去热；半夏之辛，所以散逆；枳实所以破实，陈皮所以消滞，生姜所以平呕，甘草所以缓逆。

（2）清代汪昂《医方集解》：

此足少阳、阳明药也。橘半生姜之辛温，以之导痰止呕，即以之温胆；枳实破滞，茯苓渗湿，甘草和中，竹茹开胃土之郁、清肺金之燥。凉肺金即所以平甲木也。如是则不寒不燥而胆常温矣。《经》又曰：胃不和则卧不安。又曰：阳气满不得入于阴，阴气虚故目不得瞑。半夏能和胃而通阴阳，故《内经》用治不眠，二陈非特温胆，亦以和胃也。

六、现代研究

（1）有研究[1]将痰热内扰型失眠患者随机分组，观察组（$n = 30$例）给予黄连温胆汤加减治疗，对照组（$n = 30$例）给予艾司唑仑治疗，疗程4周。结果显示，黄连温胆汤加减能上调5-羟色胺等的水平，下调多巴胺水平，同时对睡眠脑电图睡眠总时间、睡眠潜伏期、醒觉时间、睡眠效率等各指标亦有明显的改善作用。提示：黄连温胆汤加减对痰热内扰型失眠患者具有明显的治疗作用，其作用机制可能与其调节单胺类神经递质有关。

（2）有研究[2]通过实验发现温胆汤能够减少小鼠自主活动的次数，同时可以协同戊巴比妥钠明显延长小鼠的睡眠时间，并且能够提高小鼠在戊巴比妥钠阈下剂量水平的入睡率，提示温胆汤具有良好的改善睡眠作用。

七、疏泄解读

温胆汤出自南宋陈无择的《三因极一病证方论》，后世医家不断对其进行加减化裁，扩大了主治范围，如在《世医得效方》中，心虚神怯者加人参，未效，加远志、五味子、蚌粉、炒枣仁等。明代王肯堂的十味温胆汤在此方基础上加入了熟地，增加益气养阴之功。现代临床上广泛将其用于治疗痰饮引发的高血压、冠心病、失眠、胆汁反流性胃炎、功能性消化不良、消化性溃疡、糖尿病及其并发症、肥胖、精神分裂症等多种疾病。

温胆汤理气化痰，清胆和胃，主治胆胃不和，痰热内扰证。症见：胆怯易惊，虚烦不宁，失眠多梦，或呕恶呃逆，或眩晕，或癫痫等；苔腻微黄，脉弦滑。

杨叔禹教授指出，温胆汤所治之证多由胆胃不和，痰郁化热所致。胆为清净之腑，喜宁谧而恶烦扰，若胆为邪扰，失其宁谧，疏泄不利，胃气因而不和，进而化热生痰，痰气互阻，痰热上扰心神，故见虚烦不眠、惊悸不安、夜多异梦；纵观温胆汤方药，半夏、陈皮、生姜、大枣偏温，竹茹、枳实属寒，茯苓、甘草性平，全方药性平和，寒温互制，温凉兼施，诸药相合，共奏理气化痰、清胆和胃之效。

那么，为什么温胆汤要名"温胆"，而不是"清胆"呢？

从源流上看，温胆汤首载于南北朝医家姚僧垣的《集验方》，孙思邈的《备急千金方》和王焘的《外台秘要》都完整记载了此方。《备急千金方》云："温胆汤疗大病后虚烦不得眠""大病后，虚烦不得眠，此胆寒故也，宜服此温胆汤。"药用"生姜四两，半夏洗二两，橘皮三两，竹茹二两，枳实炙二枚，甘草炙一两"，本方药性以温为主，能温养胆气，和胃除烦，故名"温胆"。而目前常用《三因极一病证方论》的温胆汤，其减生姜为"五片"，另入"茯苓一两半，大枣一枚"，虽使方之温性有减，凉性得增，但仍沿用"温胆汤"之名。除此之外，对温胆汤方名的异议，历来医家亦众说纷纭，难以形成定论。陈修园《时方歌括》中云："温之者，实凉之也。"《成方便读》言："内中并无温胆之药，而以温胆名方者，亦以胆为甲木，常欲其得春气温和之义耳。"《医宗金鉴·删补名医方论》中载罗谦甫曰："命为温者，乃谓温和之温，非谓温凉之温也。若谓胆家真畏寒而怯而温之，不但方中无温胆之品，且更有凉胃之药也。"历代医家虽观点颇多，但大多认为"温"其实为"温和"之意。

　　杨叔禹教授认为，该方名为温胆汤其实应该是一个误会。虽说可以用一些说法，如"温药和之"等来解释，但其认为，之所以叫作温胆汤，是因为当时对不寐病机的偏见。《千金方》云："大病后，虚烦不得眠，此胆寒故也，宜服此温胆汤。"当时认为"胆寒"是不寐的病机，这与巢元方在《诸病源候论》中所论的"若心烦不得眠者，心热也；若但虚烦，而不得眠者，胆冷也"如出一辙。那么，什么是胆寒？过去有个词叫作"心惊胆寒"，其实是现在的心惊胆战的意思。害怕、胆怯、胆小，都责之于胆。俗话说的"胆小"也是从医生处学来的，如这个人怕声音一惊一乍的，这是胆虚。而由于古代没有解剖学，只能通过身体发出的这些信号来判断里面出了什么问题，因此把胆怯、惊恐这一类都归到了胆。正是因为原文里有这一句话——"此胆寒故也"，所以出现这些症状的原因是"胆寒"，寒者温之，因此才把它命名为"温胆汤"。然而临床上常会疑惑，这些都不是寒症，而或是热象，或是寒热，或是火热，或是湿热，怎么会用温法？其实温胆汤是清胆汤，是因为当时大家对胆的认识，加上原文的引导，才把它叫作"温胆汤"。

　　其次，需要探讨一下温胆汤的源流及发展。在教科书中，二陈汤和温胆汤都是燥湿化痰的方剂，而且大多认为温胆汤是二陈汤化裁而来，但到底是二陈汤在前还是温胆汤在前呢？二陈汤是宋朝《太平惠民和剂局方》的方药，而温胆汤最早见于南北朝姚僧垣的《集验方》，可见是温胆汤在前，二陈汤在后，因此温胆汤并不是二陈汤化裁而来的，而温胆汤的演变也正表明了人们对失眠认识的逐步深化。前面已经提到最早的温胆汤中生姜的用量是很大的——四两（200 g），且没有茯苓，这就说明最早人们还是把它当成一剂温药来用。后来在实际应用中逐渐认识到治疗"虚烦不得眠"单用温药效果欠佳，所以过了几百年后，《三因极一病证方论》的温胆汤就把生姜减量，并加用了茯苓、橘皮，这其实就是对失眠认识的一个深化过程，由过去的温逐渐变成了凉、寒。从组方看，其实温胆汤包括了小半夏汤、橘皮竹茹汤和橘枳姜汤，把几个经方合在一起，茯苓、陈皮、半夏合用，具有燥湿化痰的功效，这就逐渐形成了二陈汤。

二陈汤是临床上的常用方，其具有燥湿化痰行气的作用，治疗的病位在中焦。如果患者感到食欲不振，饭后腹胀、胃胀等，即中医所说的升降失常，升者不上，降者不下，故气机阻滞。气机阻滞则生痰湿，痰就是多余的水分不能排出，清稀为涎，黏稠者为痰。痰实际上就是水，我们体内的水来自食物当中的水分以及吸入的水汽，水分不能排出体外，潴留在体内，就化为"涎"和"痰"，痰再发展则化为"浊"，浊者继续发展便化为"痛"。痰排不出去是因为脾主运化水湿，有痰提示脾虚。脾虚从何而来？从肝而来，肝郁则脾虚，肝强则脾弱。脾虚原因：一为劳作劳累，劳倦伤脾，这是体力、肌肉方面的劳累；二为思虑伤脾，思想压力大，思虑过度，过度操心者，如电视剧中钩心斗角的后宫嫔妃，就是易脾虚的人群，此脉象多为弦或细。先是肝郁，才有脾虚，然后才有湿有痰，所以要用二陈汤。后来为什么又加了枳实和竹茹呢？一开始认为是胆寒，后来的医家认识到了这是胆热、痰热，为什么会热？因为郁，郁久化热。什么郁？气郁，肝郁。枳实的作用在于疏肝、泻肝气、破肝气。诸药合用使得温胆汤有了升降的作用，有升有降才能动，只升不降或只降不升就不能动，只有这种充满矛盾的结合体才有生命力。

而黄连温胆汤中以二陈汤燥湿化痰、理气和中，加黄连、枳实、竹茹清热除烦，合而用之，具有清热化痰、和胃除烦之功，其泻火能力优于温胆汤，用于痰热内扰而热邪较甚者。十味温胆汤的组成由温胆汤去竹茹，加入益气养血、补心安神的人参、熟地、五味子、酸枣仁、远志而成，在化痰宁心之中兼益气养血而补心之功，适用于痰热内扰、气血不足之心虚胆怯，神志不宁者。这其实是医家对不寐认识的深化。过去把温胆汤治疗的主证定性为实证——寒热、湿热。但是后来才发现，即使加用黄连也不能治疗所有不寐患者，这说明单用清法还是行不通，还得加用补法，如加入补血药如酸枣仁、熟地，而这是从酸枣仁汤启发而来的，但酸枣仁汤没有熟地，在十味温胆汤中加熟地就加强了养血的作用，又加了条参，就是人参，还有甘草，这是因为除了血虚以外还有气虚。除此之外，还加了远志，现代多认为远志具有安神益智、祛痰开窍的作用，但《神农本草经》云："远志，主咳逆，伤中，补不足，除邪气，利九窍，益智慧，耳目聪明，不忘，强志倍力。"其实远志还起到补不足的作用，另加入五味子起到酸收的作用。从养血上面增加静的成分，血旺则静。这就提示对临床上一些长期失眠或者顽固失眠的患者就要补泻并用，因为他们的病其实是虚实夹杂。

八、验案

> 黄某，女，60岁，2018年5月16日初诊。主诉：寐差半年。患者近半年来入睡困难，多梦，易醒，醒后可再次入睡；目前予西药（安定1片／晚＋佐匹克隆1片／晚）辅助睡眠；伴潮热、自汗，偶有耳鸣，纳可，二便调；舌体胖，舌质暗红，苔薄微黄，脉细。

辨证：痰火扰心，心神不安。

治法：清火化痰，宁心安神。

处方：黄连5 g、茯神15 g、牛膝10 g、陈皮10 g、竹茹10 g、姜半夏10 g、酸枣仁20 g、炙甘草10 g、五味子15 g、黄芩10 g、神曲20 g。共7剂，水煎服，每日一剂，分两次饭后温服。

2018年5月23日复诊：服药后入睡困难好转，已停用西药，仍多梦、易醒，醒后可再次入睡，易汗出，偶有耳鸣；口干口苦，舌体胖，舌质暗红，苔微黄腻少津，脉细。前方更进7剂。

后电话随访患者，睡眠已明显改善，不再服用西药。

【按语】：不寐病因甚多，有因血虚不能养心者，有因胃不和者，有因阴虚火旺者。患者久治无效，结合患者舌脉、体征，考虑其为痰火扰心，心神不宁，治宜清火化痰。方用黄连温胆汤加减，如此则胆热清，心火泻。另外，对这类长期失眠的患者，在治疗时还应多做疏导工作，解除其思想负担；同时，嘱其在白昼适当加强活动，养成晚上尽早上床休息的习惯，以免"散神"而更难入睡。所用的煎剂可在晚餐后及睡前服，目的是加强药力，以促进入眠。

> 杨某，男，34岁，2019年6月3日初诊。主诉：失眠3个月。患者长期伏案工作、熬夜，自诉3个月前开始出现入睡困难（0.5小时），眠浅易醒（两次或三次），醒后难以再次入睡（1～2小时），早醒（5～6点），伴口干、口苦，烦躁，头痛，巅顶部为主，疲乏，纳一般，二便调；舌体胖，边有齿痕，舌质瘀暗，苔黄厚腻，脉细。

辨证：痰热内扰。

治法：清热化痰。

处方：黄连5 g、竹茹10 g、枳实10 g、酸枣仁20 g、五味子10 g、黄芩5 g、柴胡10 g、栀子5 g、茯苓10 g、青皮10 g、熟地20 g、远志10 g、白芍10 g、酒大黄3 g、续断10 g。共7剂，水煎服，每日一剂，分两次饭后温服。

2019年6月10日复诊：服用上方后，睡眠时间较前延长，可睡至7点，仍入睡困难、多梦、口干，无口苦，偶因寐差而头痛，纳可，二便调；舌体胖，舌质紫暗，苔黄厚燥，脉弦细。前方再进7剂。

【按语】：《景岳全书·卷十八·不寐》引徐东皋语："痰火扰乱，心神不宁，思虑过伤，火炽痰郁而致不眠者多矣。"唐容川《血证论·卧寐》中说："肝经有痰，扰其魂而不得寐者，温胆汤加枣仁治之。"结合其烦躁、头痛等兼证及舌脉征象，辨为痰热内扰所致不寐。治宜化痰清热，养心安神，予十味温胆汤加减，清热化痰，导浊定志。

执笔／曾华蓉　审稿／曹红霞

【参考文献】

[1]蔡治国，陈晓燕，王康锋.黄连温胆汤加减对痰热内扰型失眠患者血

清单胺类神经递质表达的影响 [J].世界睡眠医学杂志，2021，8（01）：57-58.

　　[2] 马伯艳，吴晓丹，张福利，等.温胆汤镇静催眠作用的实验研究 [J].中医药信息，2004，21（6）：30-31.

吴茱萸汤

东汉·张仲景《伤寒论》

一、原文

《伤寒论·卷第五·辨阳明病脉证并治第八》：

食谷欲呕者，属阳明也，吴茱萸汤主之。得汤反剧者，属上焦也。

《伤寒论·卷第六·辨少阴病脉证并治第十一》：

少阴病，吐利，手足厥冷，烦躁欲死者，吴茱萸汤主之。

《伤寒论·卷第六·辨厥阴病脉证并治第十二》：

干呕，吐涎沫，头痛者，吴茱萸汤主之。

吴茱萸洗，一升　人参三两　生姜切，六两　大枣擘，十二枚

上四味，以水七升，煮取二升，去滓。温服七合，日三服。

二、现代用法用量

吴茱萸 9 g、人参 9 g、生姜 18 g、大枣 4 枚，水煎服，每日一剂，分两次或三次温服。

三、方论

清代吴谦《医宗金鉴·删补名医方论》：

吴茱萸得东方震气，辛苦大热，能达木郁，直入厥阴，降其盛阴之浊

气，使阴翳全消，用以为君。人参秉冲和之气，甘温大补，能接天真，挽回性命，升其垂绝之生气，令阳光普照，用以为臣。佐姜、枣和胃而行四末。斯则震坤合德，木土不害，一阳之妙用成，而三焦之间无非生生之气矣。诸证有不退者乎？

四、古代文献

（1）金朝成无己《注解伤寒论》：

《内经》曰：寒淫于内，治以甘热，佐以苦辛。吴茱萸、生姜之辛以温胃，人参、大枣之甘以缓脾。

（2）明代方有执《伤寒论条辨》：

吐则耗阳，利则损阴，厥冷者，阴损而逆也。烦躁，阳耗而乱也。茱萸辛温，散寒暖胃而止呕，人参甘温，益阳固本而补中，大枣助胃益脾，生姜呕家圣药，故四物者，为少阴扶危之所须也。

（3）清代汪昂《医方集解》：

此足厥阴、少阴、阳明药也。治阳明食谷欲呕者，吴茱、生姜之辛，以温胃散寒下气；人参、大枣之甘，以缓脾益气和中。喻嘉言曰：此明呕有太阳，亦有阳明，若食谷而呕则属胃寒，与太阳之恶寒呕逆，原为热证者不同，恐误以寒药治寒呕也。若服吴茱萸汤反剧者，则仍属太阳热邪，而非胃寒明矣。若少阴证吐利厥逆，至于烦躁欲死，肾中之阴气上逆，将成危候，肾中阴盛，上格乎阳而为吐逆，故用吴茱散寒下逆，人参、姜、枣助阳补土，使阴寒不得上干，温经而兼温中也。吴茱萸为厥阴本药，故又治肝气上逆，呕涎头痛。

五、现代研究

（1）有研究[1]将溃疡性结肠炎患者按就诊顺序随机分组，西药组（$n =$ 49例）给予美沙拉嗪肠溶片，热敷组（$n = 51$例）在西药组基础上，联合加味吴茱萸粗盐包外敷治疗，疗程3个月。观察评估治疗前后症状、结肠镜评分、血清 TNF-α 含量以及预后复发次数等数据。结果表明，加味吴茱萸粗盐包联合西药能够更好地改善溃疡性结肠炎患者症状，减少炎症产生。

（2）有研究 [2] 通过实验发现吴茱萸汤可能通过调节血浆降钙素基因相关肽以及 P 物质的含量来改善大鼠偏头痛症状，对偏头痛具有预防性治疗作用。

六、疏泄解读

吴茱萸汤首载于东汉张仲景的《伤寒论》。吴茱萸汤证在《伤寒论》中有三见：一为阳明寒呕；二为少阴下利；三为厥阴头痛。而在桂林古本《伤寒论·辨太阳病脉证并治下第七》中记载："寸脉浮，关脉小细沉紧者，名曰脏结也……假令肝脏结，则两胁痛而呕，脉沉弦而结者，宜吴茱萸汤。"历代医家多将吴茱萸用于治疗中焦肝脾虚寒、痰饮凝滞之证。现代临床上根据其肝寒为本，脾寒为标，胃气虚寒，木来克土，疏泄太过的病机，将其广泛用于高血压、脑动脉硬化、神经性呕吐、神经性头痛、神经官能症、耳源性眩晕等神经系统心身病，以及慢性胃炎、咽喉反流性疾病、胃溃疡等消化系统心身病。

吴茱萸汤温中补虚，降逆止呕，主治胃寒呕吐证，症见食谷欲呕，或兼胃脘疼痛，吞酸嘈杂，舌淡，脉沉弦而迟；肝寒上逆证，症见干呕吐涎沫，头痛，巅顶痛甚，舌淡，脉沉弦；肾寒上逆证，症见呕吐下利，手足厥冷，烦躁欲死，舌淡，脉沉细。

杨叔禹教授认为，本方证乃木胜克土，肝胃虚寒，浊阴上逆所致。正如《本草思辨录》所载："夫肝邪上攻则胃病，为木乘土，下迫则肾病，为子传母，迫子传母，则吐利交作而不止一吐矣，少阴自病，下利已耳，未必兼吐，吐而利矣，未必兼逆冷烦躁，吐利而且手足逆冷烦躁欲死，非肝邪盛极而何！"厥阴寒邪过盛，致疏泄太过，胃失和降，浊阴上逆，故食后泛泛欲吐，或呕吐酸水，或干呕，或吐清涎冷沫；形病及神，寒浊逆气上扰心神，故烦躁欲死；厥阴之脉夹胃属肝，上行与督脉会于头顶部，胃中浊阴循肝经上扰于头，故巅顶头痛；浊阴阻滞，气机不利，故胸满脘痛；阳气不通则畏寒手足逆冷；脾不升清，则大便泄泻；舌淡、苔白滑、脉沉弦而迟等均为胃虚肝寒之象。治宜温中补虚，降逆止呕。方中吴茱萸乃大辛大温之品，温胃暖肝，性喜走窜而发散，破肝经阴寒之气，开而逐之，既能祛寒，又善和胃降逆以止呕，以通利里气与外气交接之道，一药而两擅其功，是为君药。重用生姜温胃散寒，降逆止呕，用为臣药。吴茱萸与生姜相配，温降之力甚强。人参甘温，益气健脾，为佐药。大枣甘平，合人参以益脾气，合生姜以调脾胃，并能调和诸药，是佐使之药。四药配伍，温中与降逆并施，治肝与健脾同调。

值得注意的是，吴茱萸汤的原文症状描述中共有的表现是呕吐。呕吐是吴茱萸汤证的特异性表现吗？也就是说，见到呕吐就能用吴茱萸汤吗？答案是否定的，吴茱萸汤证可以有呕吐，但呕吐却并不都是吴茱萸汤证，吴茱萸汤治疗的呕吐必须是厥阴寒邪太盛，疏泄太过，横逆胃土所致的呕吐，即在呕吐的同时伴有肝寒的特征才是吴茱萸汤证的特异性构成要素。素体寒盛，恰遇肝气逆乱，少阳升发异常，疏泻太过，横逆犯土，肝气挟阴寒之邪，循经上犯，则在肝经循行的部位出现胀痛等，同时有寒象，如怕冷、手足寒冷、呕吐物清稀、舌质淡、苔白等。

杨叔禹教授提出，对于食谷欲呕但没有胃热征象而表现为寒证的，即吴茱萸汤的特异性方证，可以用吴茱萸汤主之。《伤寒论》第二百四十三条："食谷欲呕者，属阳明也，吴茱萸汤主之。得汤反剧者，属上焦也。"食谷欲呕，就是吃饭就呕，也叫食入即吐，临床上食谷欲呕属热者多，因为热性急迫使然，所以原文在后面加上了排除法，如果服了吴茱萸汤而呕吐加剧，就不是吴茱萸汤证，而"属上焦"，这里的"属上焦"并不是确指，而是排除吴茱萸汤证，提示的是更常见的胃热。因为肝为将军之官，肝寒内盛，肝气冲逆，疏泄太过，肝气盛而克伐中土，致胃气上逆，出现食谷欲呕。吴茱萸汤可散肝经之寒凝浊邪，平胃气之逆，复气机出入升降之机。如果食谷欲呕而没有热象，则属于寒证，就是肝寒犯胃的特征之一，可以使用吴茱萸汤治疗。吴茱萸汤不但能治疗脾胃虚寒，还能降逆止呕，通过健脾益气，温中散寒，和胃降逆，使厥阴肝经的寒邪得以舒缓，逆气得以下降，气机调畅，疏泄复常，机体得到改善。凡是由脾胃虚寒、痰饮上逆引起的病变，无论男女老少、病情的轻重、病程的长短，只要病机吻合，方药对证，均有一定的疗效。

临床应用本方以食后欲吐、巅顶头痛、干呕吐涎沫、畏寒肢凉、舌淡、苔白滑、脉弦细而迟为辨证要点。若呕吐较甚者，可加半夏、陈皮、砂仁等以增强和胃止呕之力；头痛较甚者，可加川芎以加强止痛之功；若为肝胃虚寒重证，可加干姜、小茴香等温里祛寒。

临床使用时应注意：胃热呕吐、阴虚呕吐或肝阳上亢之头痛均禁用本方。

七、验案

> 胡某，男，52 岁，2019 年 10 月 3 日初诊。主诉：头晕头痛反复发作 10 年余。患者精神倦怠，腰膝酸软，平素怕风怕冷，遇冷遇风则头晕、头痛加重，夏季亦需要戴帽子。头痛以头顶部、头侧明显，头晕头重，时时吐出少许清稀唾液，无耳鸣，伴疲劳。追问病史，患者 10 年前因家庭琐事而心情烦闷，睡眠欠佳，食欲差，无呕吐，小便调，大便溏；舌质淡暗，苔薄白，脉沉弦。

辨证：肝气夹寒浊上逆。

治法：解郁散寒，平胃降浊。

处方：吴茱萸 6 g、党参 15 g、生姜 15 g、甘草 6 g、大枣 10 g、茯苓 20 g、桂枝 10 g、肉桂 3 g、苍术 10 g、补骨脂 10 g、神曲 30 g、姜半夏 10 g、陈皮 10 g。共 10 剂，颗粒剂，开水冲服，每日两次。

2019 年 10 月 22 日复诊：患者诉服药后，人觉舒，精神转佳，头痛明显缓解，头晕未发，怕风怕冷减轻，偶有少许清稀唾液，腰膝酸软同前；舌质淡暗，苔薄白（网络复诊，脉诊缺）。原方加生麦芽 10 g、淫羊藿 10 g、山茱萸 10 g 继服 10 剂。春节期间随访，诉诸症已愈。

【按语】："干呕，吐涎沫，头痛者，吴茱萸汤主之。"杨叔禹教授认为，本案病程长，有长期情绪不畅病史，头晕头痛，精神烦闷，手足凉，怕冷怕风，腰膝酸软，大便溏，综合舌脉，证属肝郁气滞，肝寒内盛，横逆犯土，故见时时吐清稀唾液，食欲不振；肝气挟阴寒浊邪，沿经脉上逆巅顶，故现头痛头晕；子病传母，肝病及肾，下焦寒盛，故大便溏，腰膝酸软，手足逆冷。方选吴茱萸汤加味。方中吴茱萸开郁散寒降浊，平胃气之逆；人参改为党参，健脾和胃；重用生姜温胃降逆止呕；大枣、陈皮健脾燥湿，补虚调中；加用补骨脂、桂枝温阳通脉。10剂后诸症明显缓解，二诊加山茱萸、淫羊藿、生麦芽以调补肝肾。

李某，女，78岁，2018年9月28日初诊。主诉：上腹胀痛10天。患者既往有高血压、慢性腹泻病史；平素善思虑，时性情急躁，遇冷胃痛。近10天因进食水果，出现上腹部疼痛不适，伴头痛头晕、胸闷、心悸、恶心、食欲不振、便溏、口水增多；舌淡晦，苔白水滑，脉沉缓无力。心电图、肝胆脾胰超声、心肌酶谱、淀粉酶等未见异常；胃镜示"慢性非萎缩性胃炎、反流性食管炎"。

辨证：肝气横逆，肝寒犯胃。

治法：疏肝降逆，温胃散寒。

处方：吴茱萸6g、党参15g、生姜5片、姜半夏10g、茯苓15g、陈皮10g、大枣（掰开）5个、乌药10g、沉香3g、砂仁（后入）9g。共4剂，每日一剂，水煎服，分早中晚3次服用。

复诊：服一剂后上腹胀痛缓解，欲呕感未发作，纳食增；4剂后诸症消失。予香砂养胃丸口服。

【按语】：患者老年女性，平素肝郁不舒，疏泄失常，木旺土虚，中阳不足。饮冷诱发，肝寒犯胃，胃气失于和降，故腹痛、便溏、食欲不振；浊阴上逆，则头晕、头痛、恶心、多口水；阳气不温，气血凝滞，故胸闷、心悸。治疗以吴茱萸汤温胃散寒、降逆补虚；合二陈汤和胃化饮，沉香温中降逆。服药4剂后，症状消失，予香砂养胃丸治病求本善后。

执笔／曾艳　审稿／黄源鹏

【参考文献】

[1] 张晋资，朱文宗，宋成城.加味吴茱萸粗盐包治疗溃疡性结肠炎的临

床观察 [J]. 中国中西医结合消化杂志，2018，26（04）：386-388.

　　［2］唐莹，曹姣仙，王海颖，等. 经方吴茱萸汤对偏头痛模型大鼠的预防性治疗作用研究 [J]. 中国中医药科技，2020，27（06）：866-869.

逍遥散

宋代·陈师文等《太平惠民和剂局方》

一、原文

《太平惠民和剂局方·卷之九》：

治血虚劳倦，五心烦热，肢体疼痛，头目昏重，心忪颊赤，口燥咽干，发热盗汗，减食嗜卧，及血热相搏，月水不调，脐腹胀痛，寒热如疟。又疗室女血弱阴虚，荣卫不和，痰嗽潮热，肌体羸瘦，渐成骨蒸。

甘草微炙赤，半两　当归去苗，锉，微炒

茯苓去皮，白者　芍药白　白术　柴胡去苗，各一两

上为粗末。每服二钱，水一大盏，烧生姜一块切破，薄荷少许，同煎至七分，去渣热服，不拘时候。

二、现代用法用量

甘草4.5 g、当归9 g、茯苓9 g、芍药9 g、白术9 g、柴胡9 g、生姜3片、薄荷6 g，水煎服；丸剂，每服6～9 g，每日服两次。

三、方论

清代吴谦《医宗金鉴·删补名医方论》：

方用白术，茯苓者，助土德以升木也。当归，芍药者，益荣血以养肝也。薄荷解热，甘草和中。独柴胡一味，一以为厥阴之报使，一以升发诸阳。经云：木郁则达之。遂其曲直之性，故名曰逍遥。

四、类方

加味逍遥散出自《内科摘要》。用法用量：当归、芍药、茯苓、白术（炒）、柴胡各 3 g，牡丹皮、山栀（炒）、炙甘草各 1.5 g，水煎服。功用：养血健脾，疏肝清热。主治：肝郁血虚内热证。症见：烦躁易怒，或自汗盗汗，或头痛目涩，或颊赤口干，或月经不调，少腹胀痛，或经期吐衄；舌红，苔薄黄，脉弦虚数。

黑逍遥散出自《医略六书》。用法用量：逍遥散加生地或熟地（6 g）。功用：疏肝健脾，养血调经。主治：肝脾血虚，临经腹痛，脉弦虚。

当归芍药散出自《金匮要略》。用法用量：当归 9 g、芍药 48 g、茯苓 12 g、白术 12 g、泽泻 24 g、川芎 24 g，上六味，杵为散，取方寸匕，酒和，日三服。功用：养肝和血，健脾祛湿。主治：肝脾两虚，血瘀湿滞证。症见：腹中拘急，绵绵作痛，或脘胁疼痛，头目眩晕，食少神疲，或下肢浮肿，小便不利；舌淡，苔白，脉细弦或濡缓。

五、古代文献

（1）清代汪昂《医方集解》：

此足太阳、厥阴药也。肝虚则血病，当归、芍药养血而敛阴；木盛则土衰，甘草、白术和中而补土；柴胡升阳散热，合芍药以平肝，而使木得条达；茯苓清热利湿，助甘术以益土，而令心气安宁；生姜暖胃祛痰，调中解郁；薄荷搜肝泻肺，理血消风，疏逆和中；诸证自已，所以有逍遥之名。

（2）清代费伯雄《医方论》：

于调营扶土之中，用条达肝木，宣通胆气之法，最为解郁之善剂。五脏惟肝为最刚，而又于令为春，于行为木，具发生长养之机。一有怫郁，则其性怒张，不可复制；且火旺则克金，木旺则克土，波及他脏，理固宜然。此于调养之中，寓疏通条达之法，使之得遂其性而诸病自安。

（3）清代张秉成《成方便读》：

夫肝属木，乃生气所寓，为藏血之地，其性刚介而喜条达，必须水以涵之，土以培之，然后得遂其生长之意。若七情内伤，或六淫外束，犯之则木郁而病变多矣。此方以当归、白芍之养血，以涵其肝；苓、术、甘草之补土，以培其本；柴胡、薄荷、煨生姜惧系辛散气升之物，以顺肝之性，而使之不郁。如是则六淫七情之邪皆治而前证岂有不愈者哉。

六、现代研究

（1）有研究[1]将脑卒中后抑郁患者随机分组，对照组（$n = 50$例），在常规治疗的基础上加用盐酸氟西汀胶囊治疗，观察组（$n = 50$例）在对照组的基础上加用加味逍遥散治疗，疗程2个月。结果显示，观察组总有效率及汉密尔顿抑郁量表评分均优于对照组（$P < 0.05$）。提示：加味逍遥散治疗脑卒中后抑郁疗效肯定，能显著改善患者的抑郁状态。

（2）有学者[2]查阅近10年文献，得出逍遥散对不同抑郁样动物模型均表现出良好的抗抑郁作用，作用机制与干预单胺类神经递质水平、影响神经营养因子及相关通路、调节下丘脑 – 垂体 – 肾上腺（HPA）轴功能、抑制炎症反应、抗氧化等有关；另外，对逍遥散抗抑郁作用的主要物质基础研究现状进行归纳，发现柴胡、当归、白芍、白术、薄荷是其发挥抗抑郁作用的主要药物基础。

七、疏泄解读

逍遥散出自宋代《太平惠民和剂局方》，原方用于治疗血虚劳倦，五心烦热者。此方一经问世，就备受历代医家所推崇，主要治疗月经不调、胁痛、潮热骨蒸、郁症等。而且，在原方基础上随证加减所得方药，如丹栀逍遥散、黑逍遥散等，也已经成为经典类方。本方在现代临床中，如内科、外科、妇科、儿科以及五官科，都有广泛的应用，尤其在妇科和精神神经科最为常用，用于治疗如抑郁症、焦虑症、神经衰弱、月经病、慢性胃炎、慢性肠炎、慢性胆囊炎、慢性肝炎、乳腺增生症、黄褐斑、梅核气、围绝经期综合征等心身疾病。

逍遥散疏肝解郁，养血健脾，主治肝郁血虚脾弱证。症见：两胁作痛，头痛目眩，口燥咽干，神疲食少，或月经不调，乳房胀痛，脉弦而虚者。

杨叔禹教授认为，逍遥，当属心境致远，无近忧远虑，是一种精神与行为的自由境界。正如《庄子集释》所言："逍遥者，调畅逸豫之意，夫至理内足，无时不适，止怀应物，何往不通。"而扎根于中华传统文化沃土的中医药学，也为医者提供了治病防病的逍遥之法，那就是形与神俱，疏泄有度，阴平阳秘，精神乃治。

疏泄是形神之间的桥梁，也是一个平衡机制，疏泄有度，脏腑功能正常，经络通畅，气血和合，神明寐安，形神俱备。如果疏泄失常，则会影响脏腑气血功能，临床上出现情绪异常、睡眠障碍、胃肠功能紊乱等多种症状。形神相互影响，强调形病注重调神，神病也要同时调形。肝主疏泄，调畅情志，肝藏血，肝藏魂，性喜调达，血旺则肝疏泄功能正常，如失眠就与肝藏血失职密切相关。藏象学说也认为情志不舒多责之于肝，肝脏为气血调节之枢，肝的疏泄功能与形病、神病的调节密切相关。杨叔禹教授巧妙地把肝脏比喻成一线作战的"大将军"，肝的疏泄功能正常，肝气升发，既不亢奋，也不抑郁，舒畅条达，则人就能较好地协调自身的精神情志活动，形神一体。如果肝的疏泄功能异常，则可引起精神、情绪与意志的变化，甚至导致疾病；反之，如果持久或剧烈的情绪异常超出了常度，则可影响脏腑的功能活动，从而导致疾病发生。逍遥散是治肝郁血虚、脾失健运的名方，也是中医调治情志病的经典方，适用于疏泄不及、肝郁血虚、脾失健运的虚证者。

逍遥散疏肝解郁，健脾和营。方中柴胡疏肝解郁为君，取其辛散气升之性，以顺肝之性，而使肝气条达不郁；当归、白芍养血和血，柔肝缓急为臣。其中，当归气味芳香可以行气，味甘可以缓急，为治肝郁血虚之要药；白芍味酸苦，酸则能敛过胜之气，使其返本归根，不至于木旺乘脾土，苦则能泻肝气之结；白术、茯苓健脾去湿，使运化有权，气血有源，寓补土生金以平肝木之意；炙甘草益气补中，缓肝之急，共为佐药；再加薄荷少许，以助柴胡散郁之热。全方既补肝体，又助肝用，气血兼顾，肝脾并治。本方用于治疗失眠患者时，可根据其失眠的程度，酌情加入炒枣仁、柏子仁、合欢皮、远志等养肝健脾与宁心安神之品，并随证调整剂量。若兼见烦躁、易怒、颊赤口干，则加丹皮、栀子；若见心悸、惊惕不安，则加生龙牡。逍遥散也是一首调节妇科疾病的常用方剂，临床依据辨证，或以养血健脾为主，或以调气疏肝为先，加减应用。

八、验案

郑某，女，56岁，2018年05月16日初诊。主诉：寐差10余年。患者多梦、易醒、浅眠，右胁下隐痛，部位固定，晨起5点解便，便溏，喜叹息；大便一日两三次；面色淡黄，舌体宽，边有齿痕，舌质暗红，边瘀，苔薄微黄，脉细。

辨证：肝郁脾虚，心神失养。

治法：疏肝解郁，行气健脾，养血安神。

处方：柴胡10 g、当归10 g、赤芍15 g、炒白术10 g、香附10 g、桂枝10 g、吴茱萸3 g、五味子6 g、肉豆蔻6 g、白豆蔻（后下）10 g、白扁豆10 g、芡实10 g、玉竹10 g。共7剂，水煎服，每日一剂，分早晚两次温服。

2018年6月23日复诊：患者诉梦少，仍浅眠、易醒，胃脘隐痛，部位固定，晨起5点解便，便溏，一日三四次，便前肠蠕动活跃，喜叹息好转；舌体宽，舌质暗淡，边瘀，苔薄微黄，脉细。处方：原方加茯苓10 g、知母10 g、姜半夏10 g、干姜6 g继服7剂，每日一剂，分早晚两次温服。

2018年6月30日三诊：患者诉梦减少，睡眠质量好转。

【按语】：患者因情志失调，肝气郁结，脾虚运化失职，心神失养，出现不寐、便溏。肝主调畅情志、调畅气机，肝气郁结，气机失常，故出现胁下痛、喜叹息。方拟逍遥散加减以疏肝解郁，行气健脾。

蔡某，女，43岁，2018年8月27日初诊。主诉：月经后期3年余。患者月经后期10～15天已有3年多，量多，色正常，血块多，经期伴左侧偏头痛、心中烦躁，经前乳房胀痛，偶伴耳鸣，经前两天至经期结束伴胃胀、寐差、食欲不振、咽部异物感。自诉1个月前取避孕环，末次月经8月8日至8月19日，经量较之前明显增多。纳寐可，二便调。既往有"甲状腺功能亢进"病史（已停药10年）。查体：面色偏白，舌质红，少苔，脉象沉细数。

辨证：肝郁血虚。

治法：养血柔肝。

处方：柴胡6g、生白术15g、茯苓15g、当归10g、白芍10g、薄荷（后下）6g、香附6g、丹皮6g、栀子6g、生黄芪30g、淮山药15g、郁金6g、枳壳10g。共7剂，水煎服，每日一剂，早中晚饭后温服。

2018年9月17日复诊：服上方后大便稍不成形，末次月经9月10日至9月16日（周期32天），量中，色正常，血块较之前减少，经前乳房胀痛消失，伴痛经，经前胃胀、完谷不化好转，经期左侧偏头痛好转，自诉视力下降，伴视力模糊；寐浅，多梦，易醒，醒后再次入睡稍难，纳可，二便可；舌质淡红，苔薄白，脉滑，右脉稍沉。嘱原方淮山药加量至30g继服7剂，早中晚饭后温服。

【按语】：本患者月经后期，伴心中烦躁、经前乳房胀痛、咽部异物感等肝气不畅，气机阻滞表现，并存在胃胀、食欲不振、脉象沉细等脾虚血虚表现，是比较典型的肝郁脾虚证，故用逍遥散加减化裁。女性因经带胎产等情况，临床中易出现血虚；加上现代女性需要兼顾工作与家庭，压力较大，肝气郁滞亦较多见，故逍遥散在治疗女性月经不调、失眠、围绝经期综合征等疾病中使用频率高。

执笔 / 苏伟娟　审稿 / 王丽英

【参考文献】

［1］龚全友，侯芳丽，刘华，等.加味逍遥散治疗脑卒中后抑郁临床研究[J].新中医，2020，52（24）：38-40.

［2］王学，叶晓琳，刘小波，等.逍遥散抗抑郁作用的研究现状[J].中国实验方剂学杂志，2018，24（16）：212-220.

小建中汤

东汉·张仲景《伤寒杂病论》

一、原文

《伤寒论·卷第三·辨太阳病脉证并治中第六》：

伤寒，阳脉涩，阴脉弦，法当腹中急痛，先与小建中汤，不差者，小柴胡汤主之。

《伤寒论·卷第三·辨太阳病脉证并治中第六》：

伤寒二三日，心中悸而烦者，小建中汤主之。

《金匮要略·卷上·血痹虚劳病脉证并治第六》：

虚劳里急，悸，衄，腹中痛，梦失精，四肢酸疼，手足烦热，咽干口燥，小建中汤主之。

桂枝去皮，三两　甘草炙，二两　大枣擘，十二枚

芍药六两　生姜切，三两　胶饴一升

上六味，以水七升，煮取三升，去滓，内饴，更上微火消解，温服一升，日三服。呕家不可用建中汤，以甜故也。

二、现代用法

桂枝 9 g、炙甘草 6 g、大枣 4 枚、芍药 18 g、生姜 9 g、胶饴 30 g，水煎取汁，兑入饴糖，文火加热溶化，每日一剂，分两次温服。

三、方论

清代吴谦《医宗金鉴·删补名医方论》：

> 是方也，即桂枝汤倍芍药加胶饴。名曰小建中者，谓小小建立中气，以中虽已虚，表尚未和，不敢大补也。故以桂枝汤仍和荣卫，倍芍药加胶饴调建中州，而不啜稀粥温服令汗，盖其意重在中虚，而不在伤寒之表也。中虚创建，荣卫自和，津液可生，汗出乃解，悸烦可除矣。伤寒浮得脉涩，营卫不足也；沉得脉弦，木入土中也。营卫不足则表虚，木入土中则里急，表虚里急，故亦以此汤主治也。呕家不可用，谓凡病呕者不可用，恐甜助呕也。

四、类方

黄芪建中汤出自《金匮要略》。用法用量：桂枝（去皮）9 g、炙甘草6 g、大枣（擘）4 枚、芍药18 g、生姜（切）9 g、胶饴30 g、黄芪5 g，煎服法同小建中汤。功用：温中补气，和里缓急。主治：阴阳气血俱虚证。症见：里急腹痛，喜温喜按，形体羸瘦，面色无华，心悸气短，自汗盗汗等。

当归建中汤出自《千金翼方》。用法用量：当归12 g、桂心9 g、炙甘草6 g、芍药18 g、生姜9 g、大枣（擘）4 枚，上六味㕮咀，以水一斗，煮取三升，分为三服，一日令尽。若大虚，加饴糖30 g作汤成，内之于火上暖，令饴糖消。功用：温补气血，缓急止痛。主治：产后虚羸不足，腹中痛不已，吸吸少气（气息短少而不能接续），或少腹拘急挛痛引腰背，不能饮食者。

五、古代文献

（1）金朝成无己《伤寒明理论》：

> 脾者土也，应中央，处四藏之中，为中州，治中焦，生育荣卫，通行津液。一有不调，则荣卫失所育，津液失所行，必以此汤温建中脏，是以建中名焉。胶饴味甘温，甘草味甘平。脾欲缓，急食甘以缓之。建脾者，必以甘为主，故以胶饴为君，甘草为臣。桂辛热。辛，散也，润也。荣卫不足，润而散之。芍药味酸微寒。酸，收也，泄也。津液不逮，收而行之。是以桂芍药为佐。生姜味辛温，大枣味甘温……辛甘相合、脾胃健而

荣卫通，是以姜、枣为使。

（2）金元代李杲《脾胃论》：

以芍药之酸，于土中泻木为君；饴糖、炙甘草甘温补脾养胃为臣。水挟木势亦来侮土，故脉弦而腹痛，肉桂大辛热，佐芍药以退寒水。姜、枣甘辛温，发散阳气，行于经脉皮毛为使。建中之名，于此见焉。

（3）清代柯琴《伤寒附翼》：

厥阴为阖，外伤于寒，肝气不舒，热郁于下，致伤中气，故制此方以主之。凡六经外感未解者，皆用桂枝汤解外。如太阳误下，而阳邪下陷于太阴者，桂枝汤倍加芍药，以泻木邪之干脾也。此肝火上逼于心脾，于桂枝加芍药汤中更加饴糖，取酸苦以平肝脏之火，辛甘以调脾家之急，又资其谷气以和中也。此方安内攘外，泻中兼补，故名曰建。外症未除，尚资姜、桂以散表，不全主中，故称曰小。所谓中者有二：一曰心中，一曰腹中。如伤寒二三日，心中悸而烦者，是厥阴之气逆上冲于心也。比心中疼热者稍轻，而有虚实之别。疼而热者为实，当用苦寒以泻心火；悸而烦者为虚，当用甘温以保心气。是建腹中之宫城也。伤寒阳脉涩，阴脉弦，腹中急痛者，是厥阴之逆气上侵脾胃也。

六、现代研究

（1）有研究[1]将胃溃疡患者随机分组，对照组（n = 36）给予奥美拉唑治疗，观察组（n = 36）在对照组的基础上联合小建中汤治疗，疗程2个月。结果显示，观察组的总有效率、血清与胃液表皮生长因子、胃黏膜生长因子受体水平以及复发率均优于对照组。提示：小建中汤联合奥美拉唑治疗胃溃疡的效果显著，可增强胃黏膜的修复能力，且复发率低。

（2）现代研究表明[2]，小建中汤具有抗氧化、清除自由基、修复胃黏膜损伤等作用，还具有一定的延缓胃衰老的作用。有研究[3]通过实验发现小建中汤可改善慢性不可预见性温和应激大鼠的自主活动，减少强迫游泳不动时间，有效逆转大鼠的抑郁样行为，提示小建中汤具有明确的抗抑郁作用。

七、疏泄解读

小建中汤首载于东汉张仲景的《伤寒杂病论》，用于治疗中气虚寒、脾胃失运之胃脘疼痛者。历代医家对本方进行对症加减，应用于虫积腹痛、虚劳腹痛、便秘、虚损、心悸等，扩大了其治疗范围。现代临床上多将本方应用于消化系统心身病，如慢性浅表性胃炎、慢性腹泻、肠易激综合征、胃溃疡、老年性便秘、小儿肠系膜淋巴结炎等；心血管系统心身病，如心律失常、冠心病；焦虑症、失眠等。

小建中汤温中补虚，和里缓急，主治中焦虚寒，肝脾失调，阴阳不和证。症见：脘腹拘急疼痛，时发时止，喜温喜按；或心中悸动，虚烦不宁，面色无华；兼见手足烦热、咽干口燥等；舌淡，苔白，脉细弦。

杨叔禹教授认为，《伤寒论》桂枝汤的加减方中，小建中汤是以"建中法"为特色的方剂。其基本病机：脾胃虚弱，中气不足，气血失和，土木疏泄失序。土生万物而居中央，脾主四时而具有长养调节肝、心、肺、肾的功能。其中，脾土喜温性升，胃土喜清性降。中焦土气的一升一降调和，则中气自和，气血生化有源，余脏亦安。李东垣在《脾胃论·脾胃盛衰论》中说："百病皆由脾胃衰而生也。"中气虚则气血阴阳化生乏源，心脉失养，症见心悸心烦、四肢乏力、脘腹疼痛等。尤在泾认为："欲求阴阳之和者，必求于中气；求中气者，必以建中也。"健运脾胃，顾护胃气，治病求本，方能使气血阴阳源源化生。有胃气，则预后可，此观点对心身疾病尤其重要。方中重用饴糖为君药，取其甘温质润、温中补虚、缓急止痛之功。臣以桂枝、芍药，取桂枝之辛温，温助脾阳，祛散虚寒。饴糖与桂枝相伍，辛甘化阳，温中益气，使中气强健，不受肝木之侮。取芍药之酸苦，既滋养营阴，以补营血之亏虚，又柔缓肝急止腹痛，与饴糖相伍，酸甘化阴，养阴缓急而止腹痛拘急，而且与桂枝相配，调和营卫，燮理阴阳。佐以生姜、大枣，和阴阳，调营卫。炙甘草调和诸药为使，补气缓急。本方重在建立中气，辛甘酸甘合化以调和阴阳；重用甘温质润以抑木缓急。肝主疏泄，维持全身气机疏通畅达，通而不滞，散而不郁；肝气具有疏通、畅达全身气机，进而调畅脾胃之气的升降及情志活动等作用。久病大病之后，或羸弱之体，久思长虑，伤神伤形，致脾胃虚弱，中气失于健运，中焦虚寒，肝木的升发、畅达郁滞，致肝气疏泄无力，临床上可见疲乏无力、形体消瘦、面色萎黄、腹部拘急疼痛、喜温喜按、四肢沉重而冷、脉弱无力等形病表现；气血生化乏源，阴阳两虚，或偏于阴或偏于阳，脾虚厥阴不升，少阳郁火不降，上扰心神，临床上可见手足烦热、心悸心烦、咽干口燥、失精梦交、食欲不振、反应迟钝等神病表现。此方药物平淡而精简，却有奇效，主治多种疾患，可见调和脾胃对治疗疾病的重要性。

虽然温中理脾之剂不少，如理中汤、吴茱萸汤等，但本方兼用白芍敛阴柔肝，于健运脾胃之中尚能养肝之体、补肝之用，故尤适用于虚中夹郁之辈。李东垣在《内外伤辨惑论》中指出："如腹中痛，恶寒而脉弦，是木来克土也，小建中汤主之。盖芍药味酸，于土中泻木为君。"认为肝郁为因，土虚为果，故可用于脉弦者，也拓展了小建中汤的应用范围。

焦虑症的病因多为脾虚肝郁忧思太过，病位在中焦脾与肝，切合小建中汤的疏泄不足，形神俱病的病机。临床上该方治疗焦虑症的效果明显。

小建中汤的临床使用禁忌为呕家、实热、阴虚火旺及痰湿内盛者。

八、验案

> 王某，女，31岁，2019年01月02日初诊。主诉：胃痛伴左膝冷痛1月余。患者产后两个月时受凉后出现胃脘隐痛，夜间空腹时明显，左膝冷痛。平素怕冷，左乳房胀痛，有结节，腰酸痛，纳寐可，小便调，大便两天1次，成形。查体：精神可，面色苍白，体型偏盛；舌质红、黯，舌体宽，边有齿痕，苔薄白，脉细。

辨证：中气虚寒，阴阳失调。

治法：温中补虚，调和阴阳。

处方：桂枝15 g、炙黄芪15 g、生白芍25 g、生姜10片、大枣10 g、炙甘草10 g。共3剂，水煎服，每日一剂，分两次温服。

2019年1月7日复诊：服上方后胃痛消失，但有灼热感；原方加玉竹、麦冬养胃阴，继服3剂。

2019年1月10日三诊：胃灼热感消失，左膝冷痛减轻。

【按语】：脾胃为气血生化之源，后天之本，中焦虚寒，化源匮乏，则气血俱虚。患者胃中隐痛，空腹时明显，为虚证，乃产后中气虚寒，兼感外寒，内外相引所致。阴阳气血失调，阳气不伸，无以濡养肢节，故膝盖冷痛。产后情绪波动，肝气郁滞在乳房则发为乳房胀痛，形成结节。木旺乘土，发为胃痛。面色苍白无华、脉细皆为气血虚弱之象。小建中汤为温里剂，方中以辛温之桂枝温阳气、祛寒邪；以酸甘之白芍养营阴、缓急止痛；佐以生姜温胃散寒、大枣补脾益气、炙甘草益气和中，调和诸药，是为佐使之用。其中，饴糖配桂枝，辛甘化阳，温中焦而补脾虚；芍药配甘草，酸甘化阴，缓肝急而止腹痛。五药合用，在温中补虚缓急之中寓有柔肝理脾、益阴和阳之意，用之可使中气强健，中焦脾胃枢机运转如枢，阴阳气血生化有源。

林某，女，72岁，2020年6月12日初诊。主诉：反复心悸、心烦、失眠1月余。患者1个月前感冒后出现心悸、心烦、失眠，曾就诊于附近医院，查心肌酶、肌钙蛋白、肌红蛋白、脑钠肽等未见异常，心电图示"T波改变"，电子胃镜示"慢性非萎缩性胃炎"。予口服西药，症状控制不明显。目前患者形体消瘦，精神倦怠，心悸，心烦，睡浅易醒，食欲减退，偶有反酸，头晕乏力，小便可，大便不畅，质黏挂壁；舌质淡，苔薄白微腻，脉沉细无力。

辨证：中焦虚寒，气机不畅。

治法：温中补虚，调畅气机。

处方：桂枝10 g、炒白芍20 g、生姜5片、大枣（掰开）4枚、甘草10 g、麦芽糖30 g、黄精10 g、姜半夏9 g、煅瓦楞子15 g。共5剂，水煎内服，每日一剂，分3次温服。

2020年6月19日二诊：精神好转，睡眠改善，心烦减轻，饮食增加，反酸消失，但仍感乏力；原方加党参10 g、茯苓15 g继服7剂，水煎服，每日一剂，分3次温服。

2020年6月26日三诊：服药后心悸、头晕消失，饮食基本恢复正常，精神转佳，睡眠可；舌质淡红，苔薄白，脉沉细，予归脾丸收功。

【按语】：老年女性，形体消瘦，素体正气虚弱，中气不足，气血生化乏源，无以养心安神，则心悸心烦、乏力、食欲不振。脾气失运，清气不升，胃气不降，木虚土克，则反酸、头晕。给予小建中汤温补中焦，调和肝脾，滋阴和阳，升清降浊，使中气强、脾胃健、阴阳和，心神得养，诸症缓解。

> 纪某，女性，67 岁，2020 年 9 月 8 日初诊。主诉：反复胃痛、食欲不振 2 月余。患者 2 个月前行胃癌胃大部切除术，术后出现胃痛隐隐，察其形体消瘦，面色萎黄，精神倦怠，呈痛苦面容。患者胃痛，喜温喜按，厌食，四肢酸楚，心悸时作，大便每日 1 次；舌质淡红，苔薄白，脉沉无力。

辨证：虚劳里急。

治法：补中缓急。

处方：桂枝 10 g、炒白芍 15 g、炙甘草 10 g、浮小麦 30 g、山药 15 g、鸡内金 25 g、生姜 3 片、大枣（掰开）5 个。共 7 剂，水煎服，每日一剂，早中晚分服。

2020 年 9 月 15 日复诊：患者诉胃痛仍作，心悸减轻，伴胃脘胀满，无呕吐，大便略干；舌脉同前，原方加柴胡 10 g、枳实 10 g、炒白芍加至 30 g 继服 7 剂，水煎服，每日一剂，早中晚分服。

2020 年 9 月 22 日三诊：药后胃痛明显减轻，纳食增，胃胀除，精神显舒，大便每日两次，质软，仍诉乏力明显，复诊方加茯苓 15 g、党参 10 g 继服，以增补气健脾之功。

【按语】：老年患者，胃癌术后，胃痛明显，喜温喜按，精神倦怠，面色萎黄，厌食，舌质淡红，苔薄白，脉沉紧。辨证为中焦虚寒，虚劳里急，方选《伤寒论》小建中汤治疗，以补脾温中、和里缓急止痛。复诊患者胃痛无明显缓解，且伴胃脘胀满、大便干结，舌脉同前，病久土虚木乘，继以小建中汤加味，加大白芍量至 30 g，增缓急止痛之功，柴胡、枳实达木疏土，升腾中焦生发之气，待中气健运，化源充足，诸症得除。

执笔／张凉凉　审稿／周瑞娟

【参考文献】

[1]李维婷，舒敏.小建中汤联合奥美拉唑治疗消化性溃疡临床观察[J].光明中医，2020，35（03）：414-416.

[2]张朝宁，潘虹，陈光顺，等.小建中汤延缓老龄鼠胃衰老的实验研究[J].中国中医药信息杂志，2011，18（06）：45-46.

[3]王萌.基于线粒体自噬研究小建中汤抑制NLRP3炎症小体活化治疗抑郁症的机制[D].成都中医药大学，2020.

旋覆代赭汤

东汉·张仲景《伤寒论》

一、原文

《伤寒论·卷第四·辨太阳病脉证并治下第七》：

伤寒发汗，若吐若下，解后心下痞硬，噫气不除者，旋覆代赭汤主之。

旋覆花三两　人参二两　生姜五两　代赭一两

甘草炙，三两　半夏洗，半升　大枣擘，十二枚

上七味，以水一斗，煮取六升，去滓，再煎取三升，温服一升，日三服。

二、现代用法用量

旋覆花9 g、人参6 g、生姜15 g、代赭石3 g、炙甘草9 g、半夏9 g、大枣4枚，水煎服，每日一剂，分两次或三次温服。

三、方论

清代吴谦《医宗金鉴·删补名医方论》：

罗谦甫曰：汗、吐、下解后，邪虽去而胃气已亏矣。胃气既亏，三焦因之失职，清无所归而不升，浊无所纳而不降，是以邪气留滞，伏饮为逆，故心下痞硬，噫气不除。方中以人参、甘草养正补虚，姜、枣和脾养胃，所以安定中州者至矣。更以代赭石之重，使之敛浮镇逆，旋覆花之

辛，用以宣气涤饮，佐人参以归气于下，佐半夏以蠲饮于上。浊降痞硬可消，清升噫气自除。

四、古代文献

（1）金朝成无己《注解伤寒论》：

大邪虽解，以曾发汗吐下，胃气弱而未和，虚气上逆，故心下痞硬，噫气不除，与旋覆代赭石汤降虚气而和胃……硬则气坚，咸味可以软之，旋覆之咸，以软痞硬。虚则气浮，重剂可以镇之，代赭石之重，以镇虚逆。辛者散也，生姜、半夏之辛，以散虚痞。甘者缓也，人参、甘草、大枣之甘，以补胃弱。

（2）明代方有执《伤寒论条辨》：

心下痞硬，噫气不除者，正气未复，胃气尚弱而伏饮为逆也。旋覆半夏，蠲饮以消痞硬，人参甘草，养正以益新虚，代赭以镇坠其噫气，姜枣以调和其脾胃。然则七物者，养正散余邪之要用也。

（3）明代吴崑《医方考》：

汗、吐、下而解，则中气必虚，虚则浊气不降而上逆，故作痞硬；逆气上干于心，心不受邪，故噫气不除，《内经·宣明五气篇》曰：五气所病，心为噫是也。旋覆之咸，能软痞硬而下气；代赭之重，能镇心君而止噫；姜、夏之辛，所以散逆；参、草、大枣之甘，所以补虚。或曰：汗、吐中虚，肺金失令，肝气乘脾而作上逆，逆气于心，心病为噫，此方用代赭石固所以镇心，而亦所以平肝也。亦是究理之论。

五、现代研究

（1）有研究[1]发现旋覆代赭汤治疗胃食管反流性咽喉炎患者疗效显著，可改善食管和咽喉反流情况，提高食管 pH 值，减轻食管黏膜损伤，从而保护咽喉黏膜，进而有效改善反酸、烧心等临床症状。

（2）有研究[2]通过实验发现旋覆代赭汤具有开放 L 型钙通道、活化受体操纵性钙通道、调控肌质网 Ca^{2+}-ATPase，从而使胞浆中的钙离子达到动态平衡的功效；同时，可减少食管黏膜血管活性肠肽和一氧化氮合酶表达并增强 P 物质表达，从而调节胃肠运动，抑制胃肠内容物反流和促进黏膜修复，对反流性食管炎具有较好的疗效。

六、疏泄解读

旋覆代赭汤出自东汉张仲景的《伤寒论》，是张仲景为伤寒汗吐下后，中气损伤，胃虚气逆所致心下痞硬、噫气不除而设，是痰气痞证的代表方。后世医家临证加减化裁，主治病症已不仅仅局限于《伤寒论》条文所主之证。现代临床上将其广泛用于治疗反流性食管炎、胆汁反流性胃炎、胃食管反流性咳嗽、反流性喉炎、顽固性呃逆、功能性消化不良、慢性萎缩性胃炎、糖尿病胃轻瘫、化疗性呕吐等心身疾病。

旋覆代赭汤降逆化痰、益气和胃，主治胃虚气逆痰阻证。症见：心下痞硬，噫气不除，或见食欲不振、呃逆、恶心，甚或呕吐；苔白腻，脉缓或滑。

杨叔禹教授认为，旋覆代赭汤主治病症的病因多是饮食不节、情志内伤、正气不足，且往往多因素致病，其中，情绪因素占主要地位。本方并非单纯治疗中焦胃上逆之气，而是着眼于脾、胃、肝、肺等脏腑整体的升降运行，使气机调畅、疏泄正常而病愈。气机升降是人体正常的生理功能，而中焦脾胃斡旋为枢。脾主升清，胃主降浊；肺居上焦，肺气以降为顺；肝在下焦，主疏泄，其气以升发条达为宜。肝为刚脏，肺为娇脏，肝主升，肺主降，肝升肺降。肝、肺、脾、胃气机升降协调，疏泄有序，则全身气机条畅，气血调和。一方面，长期情志内伤，肝气郁结，失于条达，肝乘脾犯胃，导致气机疏泄紊乱，郁久化火，肝火上炎，可见胃痛、反酸、烧心等症状。另一方面，饮食不节损伤脾胃，中焦气机不利，不能升清降浊，可见恶心、呕吐、食欲不振、胃脘胀闷等症状。此方抓住人体气机升降的要点，尤以胃气为主，胃主受纳，以降为顺，胃气虚则升降失常，胃气不降则噫气频作、呃逆或恶心呕吐；脾为胃代行津液，脾之功能失调，健运失司，脾不运化水湿，聚湿生痰，痰浊内阻，气机不畅，则心下痞满，呕吐涎沫。肝郁痰阻火逆，上扰心神，患者多出现失眠、心烦等神病表现。胃虚宜补，痰浊宜化，气逆宜降，肝郁宜疏，故治宜益气和胃，降逆化痰。

旋覆代赭汤证的病机包括"中虚"和"痰逆"两方面，方中人参专为"中虚"而设，旋覆花、代赭石专为"痰逆"而设。全方调畅脾胃气机之升降，标本兼治，虚实互调。治疗上重在通降，佐以升提，首重条达肝气。方中以味苦辛温之旋覆花下气消痰、降气止噫为君药；代赭石甘寒质重、降逆下气、善镇冲逆为臣药；二药寒温并用，以降逆止呕和胃为主，兼顾化痰。生姜辛温，祛痰散结，降逆和胃，一可化痰降逆止呕，二可宣散水气以助祛痰，三可制约代赭石寒凉之性。半夏燥湿化痰，降逆和胃。两药合用，以助旋覆花、代赭石降逆止呕之功。人参、炙甘草、大枣健脾益胃，既可扶助已伤之正气，又可防重镇之品伤胃之弊，共为佐药；炙甘草又能调和诸药，兼有使药之用。诸药合用，标本兼顾，共奏除痰下气、消痞止噫之功效。

杨叔禹教授用药平和，特别重视气机对人体脾胃的影响，临证组方配伍时，善用"半夏—党参、枳壳—杏仁、柴胡—枳实、黄连—吴茱萸、白术—茯苓"等升降出入的药对，一升一降，一出一入，疏而有度，泄而有常，以助脾、胃、肝、肺气机的恢复；同时，结合现代社会人们各种压力日益增长的情况，更加关注情志因素对脾胃气机的影响，提出"肝主疏泄，脏腑协同""疏泄之法，不独理气"等观点，酌情加用柴胡、升麻、葛根、羌活、独活等风药以调动脏腑气机，达到健脾和胃、疏肝解郁的目的。

七、验案

> 黄某，女，46 岁，2018 年 3 月 4 日初诊。主诉：胃脘胀痛 1 年，加重 3 周。患者平素饮食不节，1 年前开始出现胃脘胀痛，当时未在意，未诊治，3 周前饮酒后胃脘胀痛，饱食后明显，揉腹、矢气后缓解，伴有嗳气，咽中有异物感，偶有恶心欲呕，平素怕冷，无反酸，纳一般，入睡困难（2 小时），夜间易醒三四次，醒后可再入睡，夜尿频，寐时流涎，大便一天 1～3 次，不成形；舌体瘦小，质淡晦，苔薄黄，脉弦细。既往电子胃镜示："慢性萎缩性胃炎"。术后病理："（胃窦）幽门型黏膜示中度慢性炎（活动），间质淋巴组织增生，Hp（＋）"。

辨证：肝郁脾虚，中气失和，胃气不降。

治法：疏肝和胃，降逆补虚。

处方：旋覆花（包煎）10 g、代赭石（先煎）10 g、党参 10 g、姜半夏 10 g、炙甘草 6 g、干姜 6 g、黄连 3 g、黄芩 10 g、枳壳 10 g、厚朴 10 g、茯苓 15 g、苏梗 10 g、泽泻 15 g、白扁豆 10 g、白豆蔻（后下）10 g、莲子 20 g。共 7 剂，水煎服，每日一剂，早晚分服。

2018 年 3 月 11 日复诊：患者胃脘胀痛明显缓解，偶有饱食后胃脘胀痛；予原方加赤芍 10 g、白芍 10 g、桂枝 6 g 继服 3 剂。

【按语】：现代人饮食劳倦多伤脾胃，临床上以脾虚为本。患者脾虚为本，饮酒伤中，综合脉证，为肝郁脾虚，胃失和降，选用旋覆代赭汤合半夏泻心汤，共起疏肝降逆和胃作用。旋覆花性温，下气消痰，降逆止呃。代赭石质重而沉降，善镇冲逆，再入党参、炙甘草、茯苓等益脾胃、补气虚，佐制赭石的寒性。

　　余某，男，42 岁，2014 年 6 月 18 日初诊。主诉：呃逆频作半月。患者于半月前无明显诱因出现呃逆频频，严重影响日常生活，于当地医院就诊，西药治疗效果不显，今转投中医。症见：呃逆连声，声高而频，不能自制；舌质暗淡略胖，苔薄黄腻，脉弦滑。呃逆每于进食后发作，伴反酸，胃脘胀而不痛，口不干不苦，时吐痰涎，且自觉有气从脐部上冲至胸前后，无发热恶寒。血、尿、粪常规，上消化道造影均未见异常。

辨证：肝胃不和，痰气上逆。

治法：疏肝平冲，和胃化痰。

处方：旋覆花（包煎）10 g、代赭石（先煎）15 g、姜半夏 10 g、党参 10 g、桑白皮 10 g、葛根 10 g、白芍 9 g、川芎 6 g、当归 6 g、黄芩 6 g、炙甘草 6 g、生姜 3 片、大枣 5 个。共 5 剂，水煎服，每日一剂，早中晚分服。

复诊：上药服用 5 剂后呃逆平，诸症失，至今未复发。

【按语】：患者为中年男性，呃逆频作，胃脘胀满，泛酸伴自觉有气从脐部上冲至胸前后，时吐痰涎，诊断呃逆无误，且其主证与《金匮要略》奔豚病相符，综合脉证，辨为痰气交阻、肝胃不和、虚气上逆之证，治以化痰降逆、益气和胃、疏肝平冲之剂，方选《伤寒论》旋覆代赭汤合《金匮要略》奔豚汤化裁治疗。《灵枢》曰："寒气客于胃，厥逆从下上散，复出于胃，故为噫。"明示属寒气上逆为患。旋覆代赭汤原用于"伤寒发汗，若吐若下，解后，心下痞硬，噫气不除者"，病机乃中气损伤，痰涎内生，胃失和降，虚气上逆。而《金匮要略》记录奔豚汤"奔豚气上冲胸，腹痛，往来寒热，奔豚汤主之"，病机为肝郁气逆，胃失和降。二方相合，共奏益气和胃、降逆化痰、平冲疏肝之功。

陈某，女，48岁，2021年2月4日初诊。主诉：反复嗳气2年余，加重1个月。患者1个月来劳累以及情绪刺激后嗳气症状加重，空腹及饭后均发作，嗳气声高，不伴反酸，脘腹胀闷，喜叹息，嗳气后得舒；脾气急躁，入眠可，后半夜易醒；舌质暗红，苔薄黄，脉弦细。

辨证：木郁土壅，胃虚气逆。

治法：健脾疏肝，和胃降逆。

处方：旋覆花（包煎）10 g、代赭石（先煎）15 g、党参10 g、姜半夏10 g、紫苏梗10 g、茯苓10 g、薏苡仁30 g、香附10 g、生白术10 g、佛手10 g、炙甘草6 g、生姜3片、大枣5个。共5剂，水煎服，每日一剂，早晚分服。

2021年2月18日复诊：患者诉服药后嗳气明显减少，精神转佳，脘腹胀满缓解，夜眠可，因春节期间进食干果以及饮食偏于油腻，咽部有少许痰堵感；舌质暗红，苔薄黄腻，脉滑细。原方去香附，加竹茹10 g、陈皮10 g继服5剂，水煎服，每日一剂，早晚分服。

药后随访，嗳气未作，夜寐转安。

【按语】：中年女性，两年病史，遇情绪刺激以及劳累后嗳气反复，综合舌脉，证属肝郁气滞，木不疏土，胃虚气逆，治以旋覆代赭汤加减，和胃健脾，重在通降，标本兼治。配伍紫苏梗、茯苓、薏苡仁、香附、生白术、佛手，条达肝气，以畅肺、脾、胃等脏腑气机之升降，5 剂后诸症缓解，复诊兼痰热内阻，加竹茹、陈皮化痰泄热收功。

执笔 / 刘无峡　审稿 / 胡天赤

【参考文献】

［1］张运希，张国妮，唐伟.旋覆代赭汤治疗胃食管反流性咽喉炎［J].中医学报，2019，34（02）：370-374.

［2］吴茂申.旋覆代赭汤对反流性食管炎家兔下食管括约肌钙通道的调控作用及机制研究［D].浙江中医药大学，2015.

血府逐瘀汤

清代·王清任《医林改错》

一、原文

《医林改错·卷上·血府逐瘀汤所治之症目》：

血府逐瘀汤所治之病，开列于后。

头痛：查患头痛者，无表症，无里症，无气虚、痰饮等症，忽犯忽好，百方不效，用此方1剂而愈。

胸疼：有忽然胸疼，前方皆不应，用此方一付，疼立止。

胸不任物：江西巡抚阿霖公，年七十四，夜卧露胸可睡，盖一层布压则不能睡，已经七年。召余诊之，此方五付痊愈。

胸任重物：一女二十二岁，夜卧令仆妇坐于胸方睡，已经二年，余亦用此方，三付而愈。设一齐问病源，何以答之？

天亮出汗：醒后出汗，名曰自汗；因出汗醒，名曰盗汗，盗散人之气血。此是千古不易之定论。竟有用补气固表、滋阴降火，服之不效，而反加重者，不知血瘀亦令人自汗、盗汗。用血府逐瘀汤，一、两付而汗止。

食自胸右下：食自胃管而下，宜从正中。食入咽，有从胸右边咽下者，胃管在肺管之后，仍由肺叶之下转入肺前，由肺下至肺前，出膈膜入腹，肺管正中，血府有瘀血，将胃管挤靠于右。轻则易治，无碍饮食也；重则难治，挤靠胃管弯而细，有碍饮食也。此方可效，痊愈难。

心里热（名曰灯笼病）：身外凉，心里热，故名灯笼病，内有血瘀。认为虚热，愈补愈瘀；认为实火，愈凉愈凝。三、两付，血活热退。

瞀闷：即小事不能开展，即是血瘀。三付可好。

急躁：平素和平，有病急躁，是血瘀。一、二付必好。

衣睡梦多：夜睡梦多，是血瘀。此方一、两付痊愈，外无良方。

呃逆（俗名打咯忒）：因血府血瘀，将通左气门、右气门归并心上一根气管，从外挤严，吸气不能下行，随上出，故呃气。若血瘀甚，气管闭塞，出入之气不通，闷绝而死。古人不知病源，以橘皮竹茹汤、承气汤、都气汤、丁香柿蒂汤，附子理中汤、生姜泻心汤、代赭旋覆汤、大小陷胸等汤治之，无一效者。相传咯忒伤寒，咯忒瘟病，必死。医家因古无良法，见此症则弃而不治。无论伤寒、瘟疫、杂症，一见呃逆，速用此方，无论轻重，一付即效。此余之心法也。

饮水即呛：饮水即呛，乃会厌有血滞，用此方极效。古人评论全错，余详于痘症条。

不眠：夜不能睡，用安神养血药治之不效者，此方若神。

小儿夜啼：何得白日不啼，夜啼者？血瘀也。此方一、两付痊愈。

心跳心忙：心跳心忙，用归脾安神等方不效，用此方百发百中。

夜不安：夜不安者，将卧则起，坐未稳又欲睡，一夜无宁刻，重者满床乱滚，此血府血瘀。此方服十余付，可除根。

俗言肝气病：无故爱生气，是血府血瘀，不可以气治，此方应手效。

干呕：无他症，惟干呕，血瘀之症。用此方化血，而呕立止。

晚发一阵热：每晚内热，兼皮肤热一时。此方一付可愈，重者两付。

桃仁四钱　红花三钱　当归三钱　生地三钱

赤芍二钱　牛膝三钱　甘草一钱　川芎一钱半

柴胡一钱　枳壳二钱　桔梗一钱半

水煎服。

二、现代用法用量

桃仁 12 g、红花 9 g、当归 9 g、生地 9 g、赤芍 6 g、牛膝 9 g、甘草 6 g、川芎 4.5 g、柴胡 3 g、枳壳 6 g、桔梗 4.5 g，水煎服，每日一剂，分两次或三次温服。

三、方论

中医研究院西苑医院《岳美中医话集》：

> 方中以桃仁四物汤合四逆散，动药与静药配伍得好，再加牛膝往下一引，柴胡、桔梗往上一提，升降有常，血自下行，用于治疗胸膈间瘀血和妇女逆经证，多可数剂而愈。

四、类方

通窍活血汤出自《医林改错》。用法用量：赤芍、川芎各3g，桃仁（研泥）、红花各9g，老葱（切碎）6g，鲜姜（切碎）9g，红枣（去核）5g，麝香（绢包）0.15g，黄酒250g，前七味煎一盅，去滓，将麝香入酒内，再煎二沸，临卧服。功用：活血通窍。主治：瘀阻头面之头痛昏晕，或耳聋年久，或头发脱落，面色青紫，或酒渣鼻，或白癜风，以及妇女干血痨、小儿疳积见肌肉消瘦、腹大青筋、潮热；舌暗红，或有瘀斑、瘀点。

会厌逐瘀汤出自《医林改错》。用法用量：桃仁（炒）15g、红花15g、甘草9g、桔梗9g、生地12g、当归6g、玄参3g、柴胡3g、枳壳6g、赤芍6g，水煎服。功用：活血化瘀，散结利咽。主治：会厌瘀血证。症见：呃逆、慢喉暗、喉痹等属气滞血瘀者。

膈下逐瘀汤出自《医林改错》。用法用量：五灵脂（炒）6g，当归9g，川芎6g，桃仁（研泥）9g，丹皮、赤芍、乌药各6g，元胡3g，甘草9g，香附4.5g，红花9g，枳壳4.5g，水煎服。功用：活血祛瘀，行气止痛。主治：膈下瘀血证。症见：膈下瘀血，形成结块，或小儿痞块，或肚腹疼痛，痛处不移，或卧则腹坠似有物者。

少腹逐瘀汤出自《医林改错》。用法用量：小茴香（炒）1.5g、干姜（炒）3g、元胡3g、没药（研）6g、当归9g、川芎6g、官桂3g、赤芍6g、蒲黄（生）9g、灵脂（炒）6g，水煎服。功用：活血祛瘀，温经止痛。主治：少腹寒凝血瘀证。症见：少腹瘀血积块疼痛或不痛，或痛而无积块，或少腹胀满，或经期腰酸，少腹作胀，或月经1月见三五次，接连不断，断而又来，其色或紫或黑，或有瘀块，或崩漏兼少腹疼痛，或瘀血阻滞，久不受孕；舌暗苔白，脉沉弦而涩。

身痛逐瘀汤出自《医林改错》。用法用量：秦艽3g，川芎6g，桃仁、红花各9g，甘草6g，羌活3g，没药6g，当归9g，灵脂（炒）6g，香附3g，牛膝9g，地龙（去土）6g，水煎服。功用：活血行气，祛瘀通络，通痹止痛。主治：瘀血痹阻经络证。症见：肩痛、臂痛、腰痛、腿痛，或周身疼痛，痛如针刺，经久不愈。

五、古代文献

（1）清代唐宗海《血证论》：

> 王清任著《医林改错》，论多粗舛，唯治瘀血最长。所立三方，乃治瘀活套方也。一书中惟此汤歌诀"血化下行不作痨"句，颇有见识。凡痨所由成，多是瘀血为害，吾于血症诸门，言之綦详，并采此语以为印证。

（2）清代张秉成《成方便读》：

> 一切补血之方，又当从四物而化也……此方调理一切血证，是其所长，王清任以生地易熟地，加重凉血滋阴，治血府血瘀；将白芍改赤芍，更加强化瘀之力。

六、现代研究

（1）有研究[1]将缺血性脑卒中合并睡眠呼吸暂停综合征患者随机分组，试验组（$n = 36$例）采用血府逐瘀汤加减，配合喉三针，对照组（$n = 36$例）仅采用常规针刺及对症处理治疗，疗程14天。结果显示，试验组患者睡眠呼吸初筛仪检测呼吸紊乱指数、最长呼吸暂停时间、最低血氧饱和度、$SaO_2 < 90\%$的时间占总睡眠时间的百分比（$SaO_2 < 90\%$）及日间困倦量表评分均优于对照组（$P < 0.05$）。提示：血府逐瘀汤加减配合喉三针可有效降低缺血性卒中合并睡眠呼吸暂停综合征患者的呼吸紊乱指数，改善睡眠时的低氧状态，提高日间生活质量。

（2）有研究[2, 3]通过实验发现血府逐瘀汤能通过促进内皮型一氧化氮合成酶的表达和活性，提高胞内、外气体分子一氧化氮水平，从而发挥促血管新生作用，下调 NFκB p65 的表达[4]，进而促进睡眠剥夺后小鼠的睡眠恢复。

七、疏泄解读

血府逐瘀汤出自清代王清任的《医林改错》，是王清任用于治疗"胸中血府血瘀"的主方。历代医家将本方广泛应用于气滞血瘀所致的各种疾病。现代临床上将其用于精神因素相关性神经系统心身病，如抑郁、焦虑、头痛、头晕、失眠、癫痫发作、脑卒中后抑郁、脑外伤致精神障碍等；心血管系统心身病，如冠心病、高血压、心脏神经官能症、心律失常等；消化系统心身病，如非酒精性脂肪肝、伴抑郁症的反流性食管炎等；妇科心身病，如慢性盆腔炎、痛经、子宫内膜异位症等；临床表现见心悸、心烦、急躁并符合气滞血瘀证者。

血府逐瘀汤活血化瘀，行气止痛，主治胸中血瘀证。症见：胸痛，头痛，日久不愈，痛如针刺而有定处，或呃逆日久不止，或饮水即呛，干呕，或内热瞀闷，或心悸怔忡，失眠多梦，急躁易怒，入暮潮热，唇暗或两目暗黑；舌质暗红或有瘀斑、瘀点，脉涩或弦紧。

杨叔禹教授依据多年临床经验，认为失眠一般病程较长，病情亦由浅入深，所以病久常兼血瘀。《素问·调经论》言"血气不和，百病乃变化而生"，气血失调，百病由生。气滞血瘀所致神病，多为形病迁延日久，形病及神，情志不舒，邪气扩散，疏泄功能异常，气机郁滞，气不行血，而致血瘀；亦有神病及形者，情志不遂，久则气机郁滞，升降失常，气病及血，血运失常；瘀血内阻，心失所主，神不得安，见情绪低落、夜眠不安、心悸心慌、食欲下降等肝气不舒，疏泄不及之征；或瘀久化热，扰动心神，见失眠多梦、内热烦躁等肝气郁结，气结血瘀，疏泄太过，瘀久化热之征。王清任亦对临床常见的神形病症进行描述，其中神病表现为"心烦，急躁，瞀闷，多梦，不眠，夜不安，心里热，小儿夜啼，心跳心忙"等；形病表现为"多见头痛，胸痛，胸不任物，胸任重物，天亮出汗，食自胸右下，呃逆，饮水即呛，干呕，晚发一阵热"等；另外，临床伴瘀血内阻证，如口唇紫黯，两目黯黑，舌暗红，舌边有瘀斑、瘀点。血府逐瘀汤理气活血，疏肝解郁，化瘀宣痹，正中顽固性不寐的病机。王清任在《医林改错》中记载"不寐一证乃气血凝滞""有夜不能睡，用安神养血治之不效者，此方（血府逐瘀汤）若神",对瘀血不寐的病机及治疗进行了翔实的论述。血府逐瘀汤以桃红四物汤活血化瘀之药为主,佐以四逆散疏肝行气,使脾升胃降,气机调畅,疏泄复常。枳壳、桔梗通调中焦气机以宽胸解郁通腑,且桔梗载药上行,牛膝入血分,下行降浊祛瘀血,通血脉。纵观全方,活血与行气配伍,祛瘀与养血同施,气血并调,升降兼顾,既可解气分之郁,又能行血分之瘀,令气血调达,邪去正安,神明得养,失眠乃愈。血府逐瘀汤体现了气血升降同调,以达五脏安和、阴阳调和的治病原则。

凡血脉瘀阻之病证,均可仿血府逐瘀汤活血化瘀,兼行气导滞法以进退。临床上很难见单纯血瘀证,多合并气滞、痰阻、血虚,故活血须理气、补血。尤其应注意化痰,因"血不利则为水",瘀久化热,扰动心神,见失眠多梦、内热烦躁等肝气郁结,气结血瘀,疏泄太过,瘀久化热之症。《灵枢·刺节真邪》云:"津液内溢,乃下流于睾,血道不通。"所以,在遣方用药时应注重配合理气化痰降浊之药,以达到通调气机、升清降浊、活血化瘀之功。

根据现代医学对活血化瘀中药药理作用的研究,本方治疗血脉瘀阻之失眠的作用为扩张血管,增加脑血流量,改善局部循环和营养状况,增加脑部能量代谢,提高神经元细胞活力,从而达到改善睡眠的效果;同时,还具有改善微循环和血液流变学、降血脂、抗动脉粥样硬化、抗心肌缺血、耐缺氧、抗纤维化、调节免疫、抗炎、镇痛等功效[5]。

注意:临床上应用血府逐瘀汤时,要根据"知犯何逆、随证治之"的原则,若无瘀血见证则不可勉强。

八、验案

刘某,男,53岁,2021年1月28日初诊。主诉:睡眠欠佳2年。患者入眠慢,需2~3小时方能入眠,甚则彻夜不寐,就诊于精神卫生中心,予镇静类药物助眠。症见:头晕,心烦易怒,平素脾气急躁,纳食可,二便调;舌质紫暗,有瘀斑,苔黄腻,脉弦略滑。既往有"甲状腺功能亢进"病史3年,药物治疗中。

辨证：气滞血瘀，痰热互结，疏泄失常，扰动心神。

治法：行气活血，安神清热，化痰泻浊。

处方：柴胡 10 g、枳壳 6 g、白芍 10 g、桃仁 10 g、红花 10 g、川芎 10 g、当归 10 g、赤芍 15 g、怀牛膝 10 g、桔梗 10 g、茯神 30 g、竹茹 10 g、姜半夏 12 g、陈皮 10 g、甘草 6 g。共 7 剂，水煎服，每日一剂，早晚分服。

2021 年 2 月 4 日复诊：患者诉失眠明显转佳，入眠需 1 小时左右，心烦缓解，头晕未作，已经自行停用镇静类西药；舌质紫暗，有瘀斑，苔薄黄腻，脉弦略滑。原方继服 7 剂。

2021 年 2 月 18 日三诊：患者夜眠安，诸症失；舌质紫暗，有瘀斑，苔薄黄，脉弦。原方去茯神、竹茹、姜半夏、陈皮继服 7 剂，水煎服，每日一剂，早晚分服，以巩固疗效。

【按语】：杨叔禹教授认为，对失眠病程长者需详审病机，抓住常见血瘀证的关键辨证施治。本患平素性情急躁，失眠已有 2 年之久，伴心烦、焦急、易怒，结合舌脉，证属肝郁气滞，瘀血内阻，瘀久化热，疏泄太过，扰动心神。舌苔黄腻、脉滑、气滞乃血瘀兼夹痰阻之证，治以血府逐瘀汤合温胆汤，行气活血，疏肝通脉，安神清热，化痰泻浊。患者服用 7 剂后病情明显缓解，复诊继服原方，三诊痰浊郁热已退，予血府逐瘀汤原方巩固治疗。

方某，女，57 岁，2020 年 6 月 25 日初诊。主诉：睡眠欠佳 2 年。患者入睡慢，需 1～2 小时方能入睡，多梦，易醒，每夜醒 3～5 次，再次入睡慢，平素精神易紧张，曾经服用多种中成药以及西医治疗，效果不理想；纳食一般，食欲差，二便调；舌质暗，有瘀斑，苔薄白腻，脉滑细。

辨证：肝郁犯脾，气滞血瘀。

治法：柔肝理脾，调气和血。

处方：柴胡 10 g、枳壳 6 g、白芍 10 g、桃仁 10 g、红花 10 g、川芎 10 g、当归 10 g、赤芍 15 g、怀牛膝 10 g、桔梗 10 g、茯神 30 g、姜半夏 10 g、炒山楂 10 g、陈皮 10 g、甘草 6 g。共 7 剂，水煎服，每日一剂，早

晚分服。

2020年7月2日复诊：患者诉服用中药后睡眠明显改善，入睡时间缩短至1小时，夜间醒两三次；纳食佳，舌质暗，有瘀斑，苔薄白，脉滑细。原方加五味子6 g、煅牡蛎（先煎）15 g继服7剂。

2020年7月16日三诊：患者入睡快，睡眠踏实，偶夜间醒一两次，可很快再次入眠，梦少；舌质暗红，有瘀斑，苔薄白，脉滑细。原方继服7剂以巩固疗效。

【按语】：杨叔禹教授认为，失眠与精神因素、脾胃功能密切相关，临床上常见上述三证并发。本患者平时精神紧张，以气机郁滞、血行不畅为基本病变。因情志异常，肝气郁结，气滞血瘀，神志受扰，脾胃失于健运，故而出现失眠、多梦、易醒、食欲不振、苔腻等症，应用血府逐瘀汤方，加炒山楂、陈皮、半夏、茯神，肝脾同调，气血同治。

复诊时患者睡眠明显改善，饮食佳，腻苔退，故加用五味子、煅牡蛎敛心镇静安神，效果明显。

> 陈某，女，43岁，2020年10月15日初诊。主诉：睡眠欠佳3年。患者入睡尚可，但凌晨3～4点早醒，醒后一般无法再次入睡，多梦；头晕，心烦，疲劳，怕冷，背凉，大便软不成形，每日三四次，纳食可，小便调；舌质暗红，有瘀点，苔薄黄，脉滑细。

辨证：气血失调，阴阳不和。

治法：调畅气血，交通阴阳。

处方：柴胡10 g、枳壳6 g、白芍10 g、桃仁10 g、红花10 g、川芎10 g、生地10 g、怀牛膝10 g、桔梗10 g、煅牡蛎（先煎）30 g、补骨脂10 g、砂仁（后下）6 g、炮姜10 g、甘草6 g。共5剂，水煎服，每日一剂，早晚分服。

2020年11月26日复诊：患者诉自行外购初诊方中药，共服用15剂后可睡至早上6点方醒，疲劳、怕冷、背凉均缓解，头晕、心烦减轻；大便每日两次，欠成形，有不尽感；舌质暗红，有瘀点，苔薄白腻，脉滑细。原方去生地、补骨脂、砂仁、炮姜，柴胡改为 6 g，并加乌梅 10 g、谷芽 10 g，继服 7 剂，水煎服，每日一剂，早晚分服，以巩固疗效。

2021 年 2 月 18 日三诊：患者诉服药期间睡眠佳，春节期间停药后偶早醒。原方加茯苓 20 g 巩固疗效。

【按语】：王清任在《医林改错》中记载："不寐一证乃气血凝滞""有夜不能睡，用安神养血治之不效者，此方（血府逐瘀汤）若神。"杨叔禹教授认为，血府逐瘀汤调畅气机，祛瘀活血养血，气血同调，使疏泄有序，升降有常，以达五脏安和、阴阳调和。本案患者早醒，疲劳，怕冷，心烦，头晕，大便不成形等，证属气血失调，气机升降失常，血行瘀阻，致阴阳失调、阳不交阴。方中桃红四物汤活血祛瘀、养血安神，四逆散行气疏肝，桔梗、牛膝升降相使，引药力上行下达而走气血，交通阴阳；再加补骨脂、砂仁益肾健脾助运，使脏腑功能协调，助阳入阴，而得安眠。

执笔／王丽英　审稿／叶钢福

【参考文献】

［1］马菲，张建宾，马永利，等.血府逐瘀汤加减配合喉三针对缺血性卒中合并睡眠呼吸暂停低通气综合征患者呼吸紊乱及血氧调节的影响［J］.辽宁中医杂志，2020，47（09）：79-82.

［2］高冬，陈文元，吴立娅，等.血府逐瘀汤诱导内皮细胞血管新生中一氧化氮的作用［J］.中医杂志，2011，52（21）：1852-1855.

［3］林薇，曹治云，陈旭征，等.血府逐瘀汤对大鼠血管平滑肌细胞迁移的影响［J］.福建中医学院学报，2009，19（5）：23-25.

［4］唐丹丽，张华敏，刘治中，等.中医不同治法对大鼠心肌缺血再灌注损伤心肌 NFκB 表达及血清炎症因子释放的影响［J］.中国中医基础医学杂志，2009，15（10）：736-737.

［5］余明哲，彭美凤.难病奇方系列丛书·血府逐瘀汤［M］.北京：中国中医药出版社，2005：9-16.

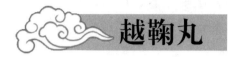

越鞠丸

元代·朱丹溪《丹溪心法》

一、原文

《丹溪心法·卷三·六郁五十二》：

> 解诸郁，又名芎术丸。
> 苍术、香附、抚芎、神曲、栀子各等分
> 上为末，水丸如绿豆大。

二、现代用法用量

香附、苍术、川芎、栀子、神曲各 6～10 g，做水丸，每服 6～9 g，温开水送下；亦可作汤剂，水煎服，每日一剂，分两次或三次温服。

三、方论

清代吴谦《医宗金鉴·删补名医方论》：

> 夫人以气为本，气和则上下不失其度，运行不停其机，病从何生？若饮食不节，寒温不适，喜怒无常，忧思无度，使冲和之气升降失常，以致胃郁不思饮食，脾郁不消水谷，气郁胸腹胀满，血瘀胸膈刺痛，湿郁痰饮，火郁为热，及呕吐恶心，吞酸吐酸，嘈杂嗳气，百病丛生。故用香附以开气郁，苍术以除湿郁，抚芎以行血郁，山栀以清火郁，神曲以消食郁。此朱震亨因五郁之法，而变通者也。五药相须，共收五郁之效。

四、古代文献

（1）明代吴崑《医方考》：

越鞠者，发越鞠郁之谓也。香附理气郁，苍术开湿郁，抚芎调血郁，栀子治火郁，神曲疗食郁。此以理气为主，乃不易之品也。若主湿郁加白芷、茯苓；主热郁加青黛。主痰郁加南星、海石、栝蒌。主血郁加桃仁、红花。主食郁加山楂、砂仁。此因病而变通也。如春加防风，夏加苦参，秋冬加吴茱萸，乃《经》所谓升降浮沉则顺之，寒热温凉则逆之耳！

（2）清代罗美《古今名医方论》：

君以香附快气，调肺之佛郁；臣以苍术开发，强胃而资生；神曲佐化水谷；栀子清郁导火，于以达肺、腾胃而清三焦；尤妙抚芎之辛，直入肝胆以助妙用，则少阳之生气上朝而营卫和，太阴之收气下肃而精气化。此丹溪因五郁之法而变通者也。

（3）清代费伯雄《医方论》：

凡郁病必先气病，气得流通，郁于何有？此方注云统治六郁，岂有一时而六郁并集者乎？须知古人立方，不过昭示大法。气郁者，香附为君；湿郁者，苍术为君；血郁者，川芎为君；食郁者，神曲为君；火郁者，栀子为君。相其病在何处，酌量加减，方能得古人之意而不泥古人之方。读一切方书，皆当作如是观。

五、现代研究

（1）有研究[1]将肝气郁结型慢性肾炎伴广泛性焦虑障碍患者随机分组，在常规治疗基础上，对照组（$n = 38$ 例）给予盐酸帕罗西汀片治疗；试验组（$n = 38$ 例）给予盐酸帕罗西汀联合越鞠丸加减方治疗，疗程 1 个月。结果显示，两组患者均有改善效果，其中，试验组的血清 5-羟色胺含量、汉密尔顿焦虑量表评分、中医证候积分与中医证候有效率均优于对照组。提示：帕罗西汀片联合越鞠丸加减方较单纯使用帕罗西汀片在改善患者焦虑症状方面的临床疗效更佳。

（2）有研究[2]通过实验发现越鞠丸可明显降低创伤后应激障碍（post-traumatic stress disorder，PTSD）大鼠的恐惧记忆和自主活动，改善焦虑行为，并维持PTSD大鼠海马组织中的脑源性神经营养因子（brain-derived neurotrophic factor，BDNF）、5-羟色胺受体（5-HT1A、5-HT2A）的表达。

六、疏泄解读

越鞠丸出自元代朱震亨的《丹溪心法》，是郁证的代表方。古代医家应用越鞠丸治疗郁证，指的是积聚不得发越，因为越鞠丸就有疏通的功效。现代临床上主要将其用于治疗"六郁"，所包含的范畴更加广泛，涵盖了内科、妇科、男科、耳鼻喉科等。治疗消化科疾病，如胃炎、胃溃疡、十二指肠炎、十二指肠溃疡、功能性消化不良、肝胆病变；内分泌科疾病，如糖尿病、肥胖、高脂血症；神经精神科疾病，如抑郁症、焦虑症、睡眠障碍、神经性疼痛等；妇产科疾病，如产后抑郁症、月经病、围绝经期综合征、盆腔炎、乳腺增生、多囊卵巢综合征、术后胃肠道反应等；男科疾病，如阳痿；耳鼻喉科疾病，如慢性咽炎、咽异感症等。病种虽多，但不离"郁"，属于"心身疾病"的常用方之一。

越鞠丸行气解郁，主治六郁证。症见：胸膈痞闷，脘腹胀痛，嗳腐吞酸，恶心呕吐，饮食不消。

《丹溪心法》言："郁者，结聚而不得发越也。当升者不得升，当降者不得降，当变化者不得变化也，传化失常。六郁之病见矣。"越鞠丸为散郁结、复升降、调变化之方。气郁为基础，气郁日久，化热而生郁，则演变成火郁；气郁导致脾不运化，进而引起食郁；气郁不能推动津液正常输布，则导致湿郁，湿邪聚集成痰，则演变为痰郁；气郁不得推动血行，则导致血郁。

"六郁之中，气郁为先"，越鞠丸中香附辛香入肝，行气解郁为君药，气行则痰火湿食诸郁自解。"气血冲和，万病不生，一有怫郁，诸病生焉，故人身诸病，多生于郁。"川芎辛温入肝胆，为血中气药，既可活血祛瘀治血郁诸痛，又可助香附行气解郁。栀子苦寒清热泻火，可治火郁嘈杂吞酸；苍术辛苦性温，燥湿运脾，可治湿郁水谷不化；神曲味甘性温，入脾胃经，消食导滞，可治食郁呕吐，饮食不消，四药共为臣佐药。因痰郁乃气滞湿聚而成，故若气行湿化，则痰郁随之而解，此亦治病求本之意。诸药相合，共奏理气解郁、宽中除满之功。

越鞠丸治疗肝气郁结、肝火扰神、痰火扰心等失眠证，特点是患者多有情志因素，感情、经济、工作、生活、社交等压力大，气机失调，脏腑气血运行紊乱，随之则气郁失眠。"百病生于气"，气失于推动，则血行不畅致血瘀内停；气化则津行，气不化致津不行，聚湿成痰，饮食停滞。痰湿、食滞日久则生热，热扰心神则夜寐不安。越鞠丸重在宣畅气机，助肝之疏泄，气机升降平衡，则脾气生清，胃气得降，水谷精微得以运化，痰湿得以消散，胆气充裕，气血运行恒常，心神得以润养，则夜卧安和。

临床上越鞠丸多用于治疗失眠实证。杨叔禹教授认为现代人生活节奏快，压力大，精神紧张，情绪急躁，心烦憋闷，易导致肝郁气滞。肝主疏泄，肝气郁结则导致肝气枢机不利，气血运行不畅，痰阻内生，上扰心神，痰蒙清窍，可引起失眠、肥胖、糖尿病、胃炎等多种症状，可辨证使用。

需要注意的是，失眠首分虚实，本方以实证为益。

七、验案

喻某，女，41 岁，2020 年 1 月 5 日初诊。主诉：乳腺癌术后失眠 1 年余，加重 1 个月。患者于 2019 年 5 月行右乳腺癌手术并化疗 8 个周期，术后出现失眠，近 1 个月加重。患者入睡困难，睡浅易醒，每夜 3～5 次，再次入睡慢，心烦急躁，周身困重感，左侧耳鸣如蝉，纳食可，二便调；舌质淡红，苔薄黄腻，脉细弦。既往有"肺结节、过敏性鼻炎"病史。

辨证：气郁化火，兼夹痰湿。

治法：行气解郁，化痰清热。

处方：香附 10 g、川芎 10 g、白术 10 g、炒栀子 10 g、神曲 10 g、柴胡 10 g、枳壳 6 g、白芍 10 g、茯苓 10 g、陈皮 10 g、甘草 6 g。共 5 剂，水煎服，每日一剂，早晚分服。

2021年1月12日复诊：患者诉服药后失眠情况明显缓解，入睡快，夜间醒两三次，耳鸣缓解；原方继服。

2021年1月19日三诊：入睡偶慢，耳鸣减轻，近3天晨起有少许黄痰，质黏，大便黏；舌尖红，苔薄黄腻，脉弦细。原方加竹茹10g、半夏9g、荷叶10g继服5剂，水煎服，每日一剂，早晚分服。

2021年2月25日四诊：患者诉春节期间睡眠佳，偶有少许黄痰，耳鸣消失，周身困重感消失，心情较前舒畅，原方继服5剂。

【按语】：患者乳腺癌术后化疗后出现失眠、心烦易怒、多梦易醒等症，乃情志不舒导致肝气郁结，日久化火，肝火上炎，扰动心神，则夜寐不安；气郁则诸郁随之而起，见痰郁、食郁、湿郁、火郁，临床上出现周身困重、耳鸣、心烦易怒等症。治疗上以清热解郁、行气安神为法，方拟越鞠丸加减，合四逆散理气解郁，茯苓、陈皮健脾调中。三诊加竹茹、荷叶化痰清热，使肝气得以疏泄，痰热清除，阴阳调和，心神内敛，则夜寐自安，诸症消失。

> 张某，女，58岁，2020年2月4日初诊。主诉：反复头痛咳嗽5年，加重10天。患者诉5年来反复出现头痛，以太阳穴为主，伴干咳，每次发作都与情志刺激明显相关，遇冷遇风易反复，伴心烦心急、咽部不适，咳嗽黄痰量多，口干，夜眠欠安，易醒多梦，大便略干，纳食可；舌质暗红，苔薄黄腻，脉弦。

辨证：肝火犯肺，痰热内扰。

治法：疏肝清肺，化痰宁神。

处方：香附10g、炒栀子10g、川芎10g、生白术10g、神曲10g、薏苡仁30g、桃仁10g、芦根10g、冬瓜仁10g、淡豆豉10g、茯苓10g、浙贝10g、甘草6g。共7剂，水煎服，每日一剂，早晚分服。

2021年2月18日复诊：患者服用上方7剂后诸症明显缓解，又自行在药店购买3剂服用，目前头痛、咳嗽减轻，偶有淡黄痰，心烦已经明显缓解，睡眠佳，口干消失，大便畅通；舌质暗红，苔薄黄腻，脉弦。

【按语】：本患者平素诸症因情绪刺激而复发加重，原因在于情志不舒，引起肝气郁结，疏泄失常，致脏腑气血失和，肝郁日久，郁久化火，肝火犯肺，火热伤阴，炼津成痰，则肺气上逆，故咳嗽黄痰；痰热上扰，扰动心神，则夜寐不安。气郁、火郁于内，则口干、大便干。治宜调畅气机，疏肝清肺，予越鞠丸行气解郁，配伍千金苇茎汤清肺化痰，栀子豉汤清热除烦。复诊郁火得清，痰热得祛，去千金苇茎汤并合温胆汤收功。

执笔 / 李思思　　审稿 / 王丽英

【参考文献】

［1］廖晓.越鞠丸加减方对肝气郁结型慢性肾炎伴广泛性焦虑障碍患者的疗效观察及对 5-HT 的影响 [D].福建中医药大学，2020.

［2］何正初，杨柳，李青，等.越鞠丸对创伤后大鼠焦虑行为和海马 BDNF 及 5-HT 受体表达的影响 [J].解剖学研究，2020，42（06）：485-490.

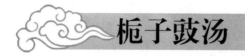

栀子豉汤

一、原文

《伤寒论·卷第三·辨太阳病脉证并治中第六》:

发汗后,水药不得入口为逆,若更发汗,必吐下不止,发汗吐下后,虚烦不得眠,若剧者,必反复颠倒,心中懊憹,栀子豉汤主之。

《伤寒论·卷第三·辨太阳病脉证并治中第六》:

发汗,若下之而烦热,胸中窒者,栀子豉汤主之。

《伤寒论·卷第六·辨厥阴病脉证并治第十二》:

下利后更烦,按之心下濡者,为虚烦也,宜栀子豉汤。

栀子擘,十四个　香豉绵裹,四合

上二味,以水四升,先煮栀子,得二升半,内豉,煮取一升半,去滓,分为二服,温进一服,得吐者,止后服。

二、现代用法

栀子10 g、香豉10 g,水煎服,每日一剂,分两次或三次温服。得吐后,无须再服。

三、方论

清代吴谦《医宗金鉴·删补名医方论》：

> 柯琴曰：栀子苦能涌泄，寒能胜热，其形象心，又赤色通心，故主治心中上、下一切证。豆形象肾，又黑色入肾，制而为豉，轻浮上行，能使心腹之浊邪上出于口，一吐而心腹得舒，表里之烦热悉解矣。所以然者，急除胃外之热，不致胃家之实，即此栀豉汤为阳明解表之圣剂矣。

四、古代文献

（1）金朝成无己《注解伤寒论》：

> 发汗吐下后，邪热乘虚客于胸中，谓之虚烦者热也，胸中烦热郁闷而不得发散者是也。热气伏于里者，则喜睡，今热气浮于上，烦扰阳气，故不得眠。心恶热，热甚则必神昏，是以剧者反复颠倒而不安，心中懊憹而愦闷，懊憹者，俗谓鹘突是也。《内经》曰：其高者因而越之。与栀子豉汤以吐胸中之邪，酸苦涌泄为阴，苦以涌吐，寒以胜热，栀子豉汤相合，吐剂宜矣。

（2）明代方有执《伤寒论条辨》：

> 虚烦不得眠者，大邪乍退，正气暴虚，余热闷乱，胃中干而不和也。剧，极也。反覆颠倒心中懊憹者，胸膈壅滞不得舒快也，所以用栀子豉，高者因而越之之法也。

（3）清代尤怡《伤寒贯珠集》：

> 发汗吐下后，正气既虚，邪气亦衰，乃虚烦不得眠，甚则反覆颠倒，心中懊憹者，未尽之邪，方入里而未集，已虚之气，欲胜邪而不能，则烦乱不宁，甚则心中懊憹，郁闷，而不能自已也。栀子体轻，味苦微寒，豉经蒸罯，可升可降，二味相合，能彻散胸中邪气，为除烦止躁之良剂。

五、现代研究

（1）有研究[1]将心肾不交型失眠患者进行随机分组，治疗组（ $n = 45$ 例）给予栀子豉汤加减治疗，对照组（ $n = 45$ 例）给予艾司唑仑（舒乐安定）治疗，疗程4周。结果显示，治疗组总有效率明显高于对照组，能有效缓解患者失眠状况。

（2）有研究[2]通过实验发现栀子豉汤可不同程度地降低空腹血糖、血清胰岛素、糖化血红蛋白，显著上调肝脏组织中胰岛素受体mRNA表达，降低肿瘤坏死因子-α水平，增加胰岛素敏感指数。提示：栀子豉汤可改善胰岛素抵抗，作用机制可能与其上调胰岛素受体mRNA表达水平及降低肿瘤坏死因子-α水平有关。

六、疏泄解读

栀子豉汤载于东汉张仲景的《伤寒论》，原方用于治疗发汗、吐、下后，津液亏虚，余热未清，热郁胸膈，出现虚烦不得眠，心中懊而烦者。后世医家不断将其加减应用，如叶天士《临证指南医案》记录栀子豉汤合凉膈散治疗风温。现代临床上多将其用于治疗抑郁症、焦虑症、失眠、高血压、冠心病、反流性食管炎等心身疾病。

栀子豉汤清热除烦，宣发郁热，主治热郁胸膈不寐。症见：虚烦不得眠，反复颠倒，心中懊憹，或心中窒。

杨叔禹教授指出，本方主要的表现是"虚烦不得眠"，此"虚烦"是指发汗吐下后，正气亏虚，邪热郁于胸膈的无形之邪导致的"虚烦"，故而有"烦热胸中窒"，正如刘渡舟老所言："若太阳病经过发汗吐下后，表里之邪已去，唯有余热不解，蕴郁心胸，使人发烦，故称'虚烦'。"成无己注解："发汗吐下后，邪热乘虚客于胸中，谓之虚烦者热也，胸中烦热郁闷而不得发散者是也。气伏于里者，则喜睡，今热气浮于上，烦扰阳气，故不得眠。"无形之热郁于胸膈，以致烦扰不宁，甚则心中懊恼，反复颠倒。

《黄帝内经》有云："其高者因而越之"；栀子豉汤证乃邪热郁于胸膈，病位在上焦，其火当清之，其郁当发之。栀子最早记载于《神农本草经》："味苦，寒。主五内邪气，胃中热气，而赤，酒皶皶鼻，白癞，赤癞，疮疡。"《本草备要》云："栀子苦寒，泻心肺之邪热，使之屈曲下行，从小便出，而三焦之郁火以解。"其质地轻盈，具有清热、泻火、除烦的功效；香豉辛散苦泄，质凉，具有宣发郁热、解表除烦的功效，二者苦辛相济，旨在透发郁热。方中寓宣散于清降之中，清轻宣泄，善解胸膈之郁热，共奏清热除烦之功。正如《医宗金鉴》所言："盖栀子气味轻越，合以香豉能化浊为清，但使涌去客邪，则气升液化，而郁闷得舒矣。"

栀子豉汤的病机为郁热扰于胸膈，病位在胸膈；《伤寒杂病论》中提出"虚烦不得眠"的经方还有酸枣仁汤、黄连阿胶汤、猪苓汤和柴胡加龙骨牡蛎汤。鉴别要点：酸枣仁汤证表现为"虚劳虚烦不得眠"，病机为肝血亏虚，虚热内扰，病位在心肝，故而还可表现为心悸不安、头目眩晕、舌红、脉弦细等症状体征；黄连阿胶汤证表现为"心中烦，不得卧"，病机为阴虚火旺，病位在心肾，故而还可表现为咽干口燥、舌红少苔、脉沉细数等症状体征；猪苓汤证表现为"心中烦，不得眠"，病机为水热互结，病位在足太阳膀胱经，故而还可表现为小便不利、发热、口渴欲饮、舌质红、舌苔薄黄、脉细数等症状体征；柴胡加龙骨牡蛎汤证表现为"胸满烦惊"，病机为少阳邪气弥漫，心神逆乱，病位在三焦，故而还可表现为胸胁满闷、惊惕恐惧、小便不利，甚则谵语等症状体征。

抓主症是用方特点，也是鉴别要点，需灵活掌握运用。

七、验案

蔡某，女，52 岁，2020 年 1 月 18 日初诊。主诉：心烦、失眠 1 月余。患者 40 天前行左上肺癌切除术，术后出现入睡慢，辗转至下半夜方能入睡，时心情不宁，心烦易急，胸骨后以及咽部有堵闷感，伴反酸，纳食可，大便干；舌质红，苔黄薄，脉弦细。既往有"甲状腺结节、乳房结节、胆囊息肉"病史。

辨证：郁热内扰。

治法：解郁清热，透达气机。

处方：淡豆豉 10 g、炒栀子 10 g、柴胡 10 g、白芍 10 g、枳壳 6 g、甘草 6 g、射干 10 g、郁金 10 g、海螵蛸 30 g、浙贝 10 g、茯神 30 g、姜半夏 12 g。共 7 剂，水煎服，每日一剂，早晚分服。

2020 年 2 月 25 日复诊：患者服用上方 7 剂后诸症好转，又自行外购药物 10 剂服用；目前入睡快，偶多梦，反酸偶发，遇事易心烦急躁，胸骨后和咽部堵闷感明显缓解；舌质红，苔黄薄，脉弦细。

处方：淡豆豉 10 g、炒栀子 10 g、香附 10 g、白术 10 g、川芎 10 g、甘草 6 g、射干 10 g、郁金 10 g、白术 10 g、海螵蛸（先煎）30 g、浙贝 10 g、通草 6 g、百合 20 g、生地 10 g。共 7 剂，水煎服，每日一剂，早晚分服。

药后随访，心烦未作，夜眠安。

【按语】：患者肺癌术后气血失和，情志不舒，气机郁滞，致郁热内聚胸膈，上扰心神，出现入睡慢，辗转至下半夜方能入睡，时心情不宁，心烦易急，胸骨后以及咽部有堵闷感，伴反酸，纳食可，大便干。方选栀子豉汤，清解郁热，透达气机，宣畅上焦；配伍柴胡、枳壳理气解郁，白芍柔肝养肝，郁金除烦，茯神、半夏健脾安神，乌贝散制酸散结。复诊诸症缓解，合用越鞠丸解郁安神，调和阴阳。

> 刘渡舟医案：王某，男，28 岁。患者病证始于外感，数日后，心中烦郁之极，整日坐卧不安，懊憹难眠，辗转反侧。家人走近与其交谈则挥手斥去，喜独居而寡言，全家人为之惶惶不安。询知大便不秘，但小便色黄，脉数而舌苔薄黄。

辨证：这种情况张仲景称之为"虚烦"。

治法：清宣郁火。

处方：生山栀 9 g、淡豆豉 9 g。

患者服药后不久心胸烦乱反而更加严重，继而气机涌逆而呕吐，伴随全身汗出。家人唯恐服药有误，派人前来询问，被告知服药后得吐而汗出，乃气机调畅，郁热得以宣透的好现象，其病将愈，不用惊慌。果如所言。

【按语】：栀子豉汤以善治虚烦证而著称。"虚烦"是一种证候的名称，其病理特点为火热邪气蕴郁，而使胸膈气机阻塞不利。"虚"是指无形火热邪气，"烦"是指心烦主证。火当清之，郁当发之，所以用栀子豉汤清宣郁火……服用栀子豉汤后有"得吐"的反应，这并不是药物本身能催吐，而是火郁作解的一种表现形式[3]。

执笔/张智海　审稿/曹红霞

【参考文献】

［1］李晓靖，孙西庆.栀子豉汤加减治疗心肾不交型失眠45例临床观察[J].世界最新医学信息文摘，2018，18(54)：138-139.

［2］田义龙，赵静，任艳青，等.栀子豉汤对胰岛素抵抗的改善作用及机制研究[J].中药药理与临床，2010，26(06)：5-7.

［3］刘渡舟.经方临证指南[M].北京：人民卫生出版社，2013：56-57.

枳实导滞丸

金元代·李杲《内外伤辨惑论》

一、原文

《内外伤辨惑论·子部·卷下》：

治伤湿热之物，不得施化，而作痞满闷乱不安。

大黄一两　枳实麸炒，去穣　神曲炒，以上各五钱

茯苓去皮　黄芩去腐　黄连拣净　白术以上各三钱　泽泻二钱

上件为细末，汤浸蒸饼为丸，如梧桐子大，每服五十丸至七十丸，温水送下，食远，量虚实加减服之。

二、现代用法用量

大黄 30 g、枳实 15 g、神曲 15 g、茯苓 9 g、黄芩 9 g、黄连 9 g、白术 9 g、泽泻 6 g，共为细末，水泛小丸，每服 6～9 g，食后温开水送下，每日两次；亦可作汤剂，水煎服，每日一剂，分两次或三次温服。

三、方论

清代汪昂《医方集解·攻里之剂》：

此足太阴、阳明药也。饮食伤滞，作痛成积，非有以推荡之则不行，积滞不尽，病终不除，故以大黄、枳实攻而下之，而痛泻反止，经所谓通因通用也；伤由湿热，黄芩、黄连佐之以清热，茯苓、泽泻佐之以利湿；积由酒食，神曲蒸窨之物，化食解酒，因其同类，温而消之。芩连大黄，

苦寒太甚，恐其伤胃，故又以白术之甘温，补土而固中也。

四、类方

枳实消痞丸出自《兰室密藏》。用法用量：干生姜、炙甘草、麦蘖面、白茯苓、白术各 6 g，半夏曲、人参各 9 g，厚朴（炙）12 g，枳实、黄连各 15 g。上为细末，汤浸蒸饼为丸，如梧桐子大，每服五、七十丸，白汤下，食远服。功用：行气消痞，健脾和胃。主治：脾虚气滞，寒热互结证。症见：心下痞满，不欲饮食，倦怠乏力，舌苔腻而微黄，脉弦。

木香导滞丸出自《幼科发挥》。用法用量：枳实（炒）、厚朴（姜汁炒）、槟榔各 15 g，黄连、黄芩、黄柏、大黄各 22 g，木香 7.5 g，黑牵牛（半生半炒，取头末）7.5 g。上为末，酒糊为丸，如小豆大，白汤送下。功用：行气导滞，清热祛湿。主治：痢不问赤白，有湿热食积，可下者。

五、古代文献

清代费伯雄《医方论》：

> 治湿热蕴结，腹痛泄泻，颇为得力。但黄芩、黄连尚在可减之律，恐苦寒太过，反伤中、上二焦也。

六、现代研究

（1）有研究[1]将 2 型糖尿病痰湿内阻证患者随机分组，对照组（$n = 31$ 例）采用胰岛素强化治疗，治疗组（$n = 31$ 例）采用胰岛素强化联合枳实导滞丸加减治疗。结果显示，治疗组较对照组治疗后身体质量指数（body mass index，BMI）增加幅度、胰岛素用量明显减少，且中医临床症状积分改善更明显，提示枳实导滞丸加减联合胰岛素强化治疗 2 型糖尿病痰湿内阻证患者可减少胰岛素用量，改善 BMI。

（2）有研究[2]将慢传输型便秘（slow transit constipation，STC）热积秘证患者随机分组，对照组（$n = 80$ 例）口服麻仁丸，6 克 / 次，2 次 / 天，枸橼酸莫沙必利治疗；观察组（$n = 80$ 例）以枳实导滞丸加减内服治疗，疗程 4 周。进行治疗前后便秘主要性状评分和便秘患者症状自评量表（PAC-

SYM）评分；记录平均每周完全自发排便（complete spontaneous bowel movement，SCBM）次数；进行治疗前后结肠传输试验；进行治疗前后肠道菌群和胃动素（motilin，MTL）、血管活性肠肽（vasoactive intestinal peptide，VIP）、P物质（SP）、胃泌素（gastrin，GAS）检测；对治疗后SCBM≥3次患者进行12周随访，计算复发情况。研究表明，枳实导滞丸加减治疗可明显减轻STC热积秘证患者便秘等症状，增加SCBM次数，调节胃肠激素和肠道内菌群，提高结肠传输功能，并具有复发率低的特点。

七、疏泄解读

枳实导滞丸出自金元代李杲的《内外伤辨惑论》，是历代医家治疗湿热食积，阻滞脾胃常用的方剂，其"伤湿热之物""不得施化""痞满""闷乱不安"，把治疗的理、法、病机阐述得简洁明了。现代临床上多将其用于治疗腹胀、便秘、腹泻等胃肠功能紊乱、慢性痢疾等属湿热积滞者，亦多用于饮食积滞，浊气扰神之失眠、情绪不安者。

枳实导滞丸消食导滞，清热利湿，主治湿热食积证。症见：脘腹胀满，大便秘结，或下痢泄泻，小便短赤；舌苔黄腻，脉沉有力者。

从条文可知，本方的病机为湿热，病性为实，病位在脾胃。脾胃统一身运化功能，其"不得施化"即说明脾胃的运化功能失常。失常的病因可通过"伤湿热之物"一窥究竟。"伤湿热之物"可知本病乃因多食肥甘油腻辛辣等湿热之品，致湿热之性阻滞脾胃，脾胃升降失常，故而脾胃不得运化，表现为"痞满""闷乱不安"，本方导滞以清热利湿为主，辅以化积导滞，健脾消食。方中大黄、枳实、黄芩、黄连清热利湿，行气化积；辅以茯苓、泽泻、神曲、白术健脾消食；黄连、茯苓配伍更有清心安神之效。巧妙之处在于运用白术一味，补中固正，使行气而不伤气，破滞而不伤正。与枳实消痞丸相比，虽二者均具有消痞除满、健脾和胃之功效，但后者病机为本虚标实，故治疗上除外消积除满，更加用人参、甘草、白术等大量补中扶正之品，以固护正气。

气机运行的形式为"升、降、出、入"。脾胃为气机运化的枢纽，脾本升，胃本降。《素问》云："百病皆生于气也。"脾胃的一升一降使气机通畅。若湿热之邪蕴郁脾胃，气机郁滞，则升降功能失常，该升不升，闷乱不安，该降不降，故而痞满。中焦运化失常，气机不畅，导致肝主疏泄失常，引起情绪不安；甚则浊气不降，上逆扰动心神，失眠烦躁，即"胃不和则卧不安"。这也是"脾胃—情志—睡眠"疏泄三联征的典型特征。枳实导滞丸的临床表现多为形病及神，因于食积，致湿热内蕴，气滞不行，神不得宁。正如明代秦景明在《症因脉治》中指出："胃强多食，脾弱不能运化，停滞胃家，成饮成痰，中脘之气，窒塞不舒，阳明之脉，逆而不下，而不得卧之症作矣。"用药之本则应以疏通气机为要，枳实导滞丸全方以清上、通下、化中，打通上下，同时兼顾补中扶正，既使全身气机通畅，又不损伤正气，达到了"祛实邪，畅气机"的目的，使浊邪去，气机畅，胃气和，心神宁。

枳实导滞丸是用于治疗湿热食积的常用方剂，具有消导化积、清热利湿的功效。辨证要点：脘腹胀痛，下痢泄泻，或大便秘结，小便短赤；舌苔黄腻，脉沉有力。对于饮食积滞内停，伴入睡困难、脘腹胀痛、大便秘结者，选用枳实导滞丸消食导滞，攻下积滞，和胃安神。

八、验案

肖某，女，46岁，2020年2月18日初诊。主诉：反复胃脘胀满伴口臭3年余。患者形体肥胖，心烦易怒，近3年来反复出现胃脘胀满，进食后明显，口臭，晨起以及夜间明显，反酸，大便干结，每日1次，食欲一般，夜眠尚可；舌质暗红，苔薄黄腻，脉弦滑。

辨证：湿热积滞，运化失职。

治法：清热利湿，消积导滞。

处方：枳实10 g、制大黄3 g、神曲10 g、黄连3 g、黄芩6 g、白术10 g、茯苓10 g、泽泻10 g、陈皮10 g、吴茱萸3 g。共5剂，水煎服，每日一剂，分两次口服。

2021年3月1日复诊：患者服用中药后自感腹胀满明显减轻，口气缓解，大便调畅，饮食增。上方继服5剂，腹胀、口臭消失，心情舒畅。

【按语】：患者中年女性，形体肥胖，痰湿内蕴；平素性情急躁，气机不畅，久则湿滞宿积化热，湿热内停，运化失职，出现胃脘胀满、口臭、大便干结等症。治宜消积导滞，清热利湿，方中大黄、黄连、黄芩清热燥湿，通便导滞，使湿热之邪由大便而泄；枳实、白术行气化湿；茯苓、泽泻、陈皮利湿健脾助运；少佐吴茱萸，取其辛温之气，制苦寒之性，和胃降逆，故收效较好。

潘某，男，44 岁，1991 年 1 月 18 日初诊。患者 1 年前行阑尾炎手术，6 天前突然腹痛而胀，辗转不安，经当地医院治疗，腹痛不见好转。经检查拟为"粘连性肠梗阻"入院治疗，经胃肠减压等治疗，腹痛而胀，时轻时重，大便不通，时见肠型，邀中医会诊。症见：面黄消瘦，精神欠佳，脘腹胀满，时见肠型，疼痛难忍，大便不通，或通而不爽，夹有黏冻，间或呕吐，心烦不宁；舌苔腻，脉细弱。

辨证：湿热挟滞阻于胃肠，腑气不通，气机壅滞。

治法：清热化湿，通府（腑）导滞。

处方：枳实、大黄、黄芩、连翘、白术、厚朴、砂仁、香附各 10 g，焦六曲、焦麦芽、茯苓、槟榔各 12 g，甘草 6 g。服药 3 剂，矢多便通，腹痛陡止，纳谷增加，痊愈出院。

【按语】：本案患者粘连性肠梗阻是由于阑尾炎手术损伤经脉气血脏腑，以致气血运行不畅，经脉痹阻，气机不利，加之饮食生冷，起居失常，食滞痰积阻于肠道，腑气不通，致使肠腑经脉气血受阻，从而引起梗阻。因此，用枳实导滞丸加减治之，理气畅中，通腑消导，佐以健脾化湿，而获全功[3]。

执笔／林琳　审稿／周瑞娟

【参考文献】

［1］华东平，赵晖，杨朴强.枳实导滞丸加减联合胰岛素强化治疗 2 型糖尿病临床研究 [J].中医学报，2016，31（09）：1296-1298.

［2］刘芳，魏先鹏，唐学贵.枳实导滞丸加减治疗慢传输型便秘热积秘证

的临床观察 [J]. 中国实验方剂学杂志，2020，26（02）：92-97.

　　[3] 姚公树. 枳实导滞丸治疗肠梗阻的体会 [J]. 浙江中医杂志，1997（03）：138-139.

朱砂安神丸

金元代·李杲《内外伤辨惑论》

一、原文

《内外伤辨惑论·卷中·饮食劳倦论》：

如气浮心乱，以朱砂安神丸镇固之则愈。

朱砂另研水飞为衣，五钱　甘草五钱五分　黄连去须净，酒洗，六钱　当归去芦，二钱五分　生地黄一钱五分

上件除朱砂外，四味共为细末，汤浸蒸饼为丸，如黍米大，以朱砂为衣。每服十五丸或二十丸，津唾咽下，食后，或温水、凉水少许送下亦得。此进而奇偶，制之缓也。

二、现代用法用量

朱砂 1 g、甘草 15 g、黄连 15 g、当归 8 g、生地黄 6 g，上药研末，炼蜜为丸，每次 6～9 g，临睡前温开水送服；亦可作汤剂，水煎服，朱砂研细末冲服 1 g。

三、方论

金元代李杲《内外伤辨惑论》：

《内经》曰：热淫所胜，治以甘寒，以苦泻之。以黄连之苦寒去心烦，除湿热为君；以甘草、生地黄之甘寒泻火补气，滋生阴血为臣；以当归补其血不足；朱砂纳浮溜之火，而安神明也。

四、类方

生铁落饮出自《医学心悟》。用法用量：天冬（去心）、麦冬（去心）、贝母各9 g，胆星、橘红、远志肉、石菖蒲、连翘、茯苓、茯神各3 g，元参、钩藤、丹参各4.5 g，辰砂0.9 g，用生铁落煎熬三炷线香，取此水煎药，服后安神静睡，不可惊骇叫醒，犯之则病复作，难乎为力。凡狂症，服此药二十余剂而愈者多矣。若大便闭结，或先用滚痰丸下之。功用：镇心安神，清热涤痰。主治：痰热上扰之癫狂。症见：狂躁不安，喜怒无常，骂詈叫号，不避亲疏；舌红绛，苔黄腻，脉弦数等。

五、古代文献

（1）明代吴崑《医方考》：

梦中惊悸者，心血虚而火袭之也。是方也，朱砂之重，可使安神。黄连之苦，可使泻火。生芐之凉，可使清热。当归之辛，可使养血。乃甘草者，一可以缓其炎炎之焰，一可以养气而生神也。

（2）清代吴谦《医宗金鉴》：

叶仲坚曰：经云：神气舍心，精神毕具。又曰：心者生之本，神之舍也。且心为君主之官，主不明则精气乱；神太劳则魂魄散，所以寤寐不安，淫邪发梦。轻则惊悸怔忡，重则痴妄癫狂也。朱砂具光明之体，色赤通心，重能镇怯，寒能胜热，甘以生津，抑阴火之浮游，以养上焦之元气，为安神之第一品。心若热，配黄连之苦寒，泻心热也，更佐甘草之甘以泻之。心主血，用当归之甘温，归心血也，更佐地黄之寒以补之。心血足则肝得所藏，而魂自安，心热解则肺得其职，而魄自宁也。

（3）清代唐宗海《血证论》：

朱砂之重以镇怯，黄连之苦以清热，当归之辛以嘘血，更取甘草之甘以制黄连之太过，地黄之润以助当归所不及。合之养血清火、安镇心神，怔忡、昏烦、不寐之症，可以治之。

六、现代研究

（1）有研究[1]将睡眠瘫痪症患者进行随机分组，对照组（$n = 30$例）给予莫达非尼治疗，观察组（$n = 30$例）给予朱砂安神丸加味治疗，疗程1个月，观察两组治疗前后的临床症状和安全性等情况。结果显示，观察组临床总有效率及中医证候积分改善均优于对照组（$P < 0.05$）。提示：朱砂安神丸加味对睡眠瘫痪症具有良好疗效，且口服中药不良反应少，其有效性与优效性明显。

（2）有研究[2]通过实验考察朱砂安神丸对条件性恐惧记忆习得、条件性恐惧记忆消退，以及在此过程中觉醒－睡眠时间及睡眠时相变化的影响，探究朱砂安神丸拮抗大鼠条件性恐惧及其睡眠障碍的作用。提示：朱砂安神丸能够促进条件性恐惧消退，并能拮抗由条件性恐惧引起的睡眠障碍。

七、疏泄解读

朱砂安神丸出自金元代李杲的《内外伤辨惑论》，是历代医家用于重镇安神的代表方剂。现代临床上常将其用于神经衰弱、抑郁症、心律失常、心脏期前收缩、心肌炎、心血管神经官能症、精神分裂症、癫痫等病，证属心火亢盛、阴血不足者。

朱砂安神丸镇心安神，清热养血，主治心火亢盛、阴血不足证。症见：心神烦乱，失眠多梦，惊悸怔忡，或心中懊憹；舌红，脉细数。

杨叔禹教授认为，失眠分虚实两证，实证病机多属痰火扰心，或食滞脾胃，而致不得眠。虚证病机多为心神失养、脾胃虚弱、肾阴不足，神失所养而不得眠。虚实两证失眠，证候均有"烦"，烦者乃火与页组之，火有虚实之分，可扰乱心神，页在古文中为脑，火扰心神，则脑窍不得眠。朱砂安神丸主症是"心浮气乱"，应用要点是心火亢盛所致心神不安、失眠，为实证。心者君主之官，心火亢盛，心神内扰，气机逆乱，则出现失眠症状，而方中朱砂有重镇安神之效，且还有辟邪之说，但因含有重金属，久服易致重金属蓄积，故临床上少用或不宜久用，其药物剂量需考虑临床安全性；黄连苦寒入心，可清泻心火，生地黄生津凉血，当归养血，炙甘草调和诸药。

杨叔禹教授以"疏泄"异常理解失眠病机，认为疏泄体现于气机的变化，气机紊乱，机体阴阳失衡，则导致不寐。失眠者，常兼有烦、热主症，如大柴胡汤因大便不通而烦，猪苓汤因小便不利而烦，需要疏畅肠道、膀胱，使邪有出路，则烦、热可除；因此，可在朱砂安神丸中加用淡竹叶、白茅根、芦根，以利水除烦，使邪去神安。

该方与柴胡加龙骨牡蛎汤、栀子豉汤、黄连阿胶汤治疗失眠不同，四方虽均有心烦症状，但柴胡加龙骨牡蛎汤主抓"胸满烦惊"，证由外感未解入里而致；栀子豉汤主抓"心中懊恼"，证由余热未清，邪入中焦，扰动胸膈所致；黄连阿胶汤主抓"心中烦，不得卧"，证由少阴热化，水不制火，扰动心神而致。

朱砂安神丸含有朱砂，朱砂甘寒质重，专入心经，寒能清热，重可镇怯，既可清心火，又可重镇安神，为重镇安神之要药。但需要注意的是，朱砂对人体的肝脏、肾脏有一定毒性，长期服用需要注意不良反应。同样的，重镇安神中成药大多含有金石、贝壳类，易伤胃气，脾胃虚弱者应慎服或配合健脾和胃之品服用，且服药期间忌食辛辣食物和饮用兴奋性饮品等。

八、验案

张杲医案：《医说》钱丕少卿忽夜多噩梦，但就枕便成，辄通夕不止。有人教以戴丹砂，即夕无梦。从医案说明"朱砂"重镇安神[3]。

俞震《古今医案按·卷一·中风》记载道："震按书称允宗医术若神，曾曰医者意也……其昼夜不睡。因心事烦冗。心火上乘阳分。胃气不得入于阴。用朱砂安神丸，遂得寐，诸证渐减。"[4]

【按语】：患者因有心事，忧思过虑，心火内炽，阳不入阴，扰动心神而神不安，昼夜不睡，故用朱砂安神丸以镇心安神，清热养血。

杜某，男，24岁。患者因患血吸虫病于1973年10月在当地医疗站治疗，口服锑-273片。治疗后期患者出现心烦、心悸、失眠等症，望

> 其形体尚属壮实，面色偏红，舌尖红，苔薄黄，脉来数大，重按则现虚象。

辨证：心火上炎，阴血亏耗。

治法：清心养阴，标本兼顾。

处方：生地黄 15 g、当归身 9 g、黄连 3 g、甘草 4.5 g、芍药 9 g、辰茯神 12 g、辰灯心 3 束、朱砂 1 g，分两次冲服。患者服药 4 剂，诸证悉退[5]。

【按语】：患者因有血吸虫病，素体虚弱，气血不足，心神失养，阴虚火旺，心神被扰，出现心烦、心悸、失眠等症，结合舌脉象，辨为心火上炎，实则因阴血亏虚所致，方拟朱砂安神丸加减治之。

执笔／苏美梅　审稿／曹红霞

【参考文献】

[1] 王冰，王飞峰，郑方园，等 . 朱砂安神丸加味治疗睡眠瘫痪症的临床观察 [J]. 中国中医药科技，2018，25（05）：710-712.

[2] 杨越，赵航，陈建宁，等 . 朱砂安神丸拮抗大鼠条件性恐惧及其睡眠障碍的作用 [J]. 广东药科大学学报，2020，36（01）：71-77.

[3] 张杲 . 医说 [M]. 北京：中国中医药出版社，2009：11.

[4] 俞震 . 古今医案按 [M]. 北京：中国中医药出版社，1999：05.

[5] 连建伟 . 历代名方精编 [M]. 杭州：浙江科学技术出版社，1987.

左金丸

元代·朱震亨《丹溪心法》

一、原文

《丹溪心法·卷一·火六》：

> 左金丸，治肝火，一名回令丸。

《丹溪心法·胁痛》：

> 有火盛者，当伐肝木，左金丸治肝火。
> 黄连一本作黄芩，六两　吴茱萸一两，或半两
> 上为末，水丸或蒸饼丸。白汤五十九。

二、现代用法

黄连18 g、吴茱萸3 g，为末，水泛为丸，每服3～6 g，一日两次，温开水送服；亦可作汤剂，水煎服，每日一剂，分两次或三次温服。

三、方论

清代吴谦《医宗金鉴·删补名医方论》：

> 左金丸独用黄连为君，从实则泻子之法，以直折其上炎之势；吴茱萸从类相求，引热下行，并以辛燥开其肝郁，惩其捍格，故以为佐。然必本气实而土不虚者，庶可相宜。左金者，木从左而制从金也。

四、类方

戊己丸出自《太平惠民和剂局方》。用法用量：黄连（去须）、吴茱萸（去梗，炒）、白芍药各 15 g，上为细末，面糊为丸，如梧桐子大，每服二十丸，浓煎米饮下，空心，日三服。功用：疏肝理脾，清热和胃。主治：肝火横逆犯脾胃，肝脾胃不和证。症见：胃痛吞酸，腹痛泄泻。

五、古代文献

（1）清代汪昂《医方集解》：

此足厥阴药也。肝实则作痛，心者，肝之子，实则泻其子，故用黄连泻心清火为君，使火不刻金，金能制木，则肝平矣；吴茱辛热，能入厥阴肝，行气解郁，又能引热下行，故以为反佐。一寒一热，寒者正治，热者从治，故能相济以立功也。肝居于左，肺处于右，左金者，谓使金令得行于左而平肝也。

（2）秦伯未《谦斋医学讲稿》：

方中黄连入心，吴茱萸入肝，黄连的用量六倍于吴萸，故方解多作实则泻其子，并以吴茱萸为反佐药。我认为肝火证很少用温药反佐，黄连和吴茱萸归经不同，也很难这样解释。从效果研究，以吞酸嘈杂最为明显，其主要作用应在于胃。黄连本能苦降和胃，吴茱萸亦散胃气郁结，类似泻心汤的辛苦合用。故吞酸而兼有痰湿粘涎的，酌加吴茱萸用量，效果更捷。

六、现代研究

（1）有研究[1]将肝胃不和型慢性浅表性胃炎患者随机分组，参照组（$n = 58$ 例）选择氢氧化铝胶囊＋雷尼替丁进行治疗，治疗组（$n = 58$）选择加味左金丸进行治疗。结果显示，参照组患者治疗后的总有效率及胃镜下黏液增多、充血、糜烂、水肿、胆汁反流的改善情况均优于治疗组。提示：加味左金丸治疗肝胃不和型慢性浅表性胃炎的临床效果良好，可显著缓解患者的临床症状。

（2）有学者[2]总结相关文献，总结左金丸在抗溃疡及抑制胃酸分泌、中枢调节、抑菌及抗炎、调节胃肠运动、镇痛等消化系统疾病方面，以及抗肿瘤、抗抑郁、降血压等不同方面均能发挥作用。有研究[3]通过实验发现左金丸能对大鼠胃液 pH 值、胃溃疡指数及血清中前列腺素 E2 含量具有改善作用。提示：左金丸对应激性胃溃疡大鼠胃黏膜具有保护作用，并可预防应激性胃溃疡的发生，促进胃溃疡的愈合，其作用机制可能与提高胃液 pH 值从而降低胃黏膜攻击因素，促进前列腺素 E2 释放从而增强胃黏膜防御功能等因素有关。

七、疏泄解读

左金丸出自元代朱震亨的《丹溪心法·火六》，方用"黄连六两，吴茱萸一两或半两"，主治肝经火旺之证。左金丸在《医学入门》中名为"萸连丸"，在《医方集解》中名为"茱连丸"，在《张氏医通》中名为佐金丸。历代医家主要运用左金丸治疗肝火上逆之呕吐酸水、胃脘痛、胁痛、头目疼痛、咳嗽等症。现代临床上或单用左金丸，或以左金丸为主药配伍经方时方，或通过调整黄连、吴茱萸的用量比例，主要用于治疗脾胃功能失调相关疾病，如慢性胃炎、胃溃疡、反流性食管炎、呕吐、便秘、痢疾、口腔溃疡等。另外，根据大量的临床与药理研究，左金丸还广泛应用于失眠、胆囊炎、胆结石、梅核气、胁痛等疾病的治疗。

左金丸清泻肝火，主治肝火犯胃证。症见：胁肋胀痛，呕吐吞酸，嘈杂嗳气，口苦咽干；舌红，苔黄，脉弦数。

肝五行属木，主疏泄，主调畅情志。气郁化火，横逆犯胃，胃气上逆，故见胁痛口苦、呕吐吞酸、舌红、苔黄、脉弦数等肝经火郁之象，多伴急躁易怒、心烦失眠。《素问·至真要大论》说："诸逆冲上，皆属于火""诸呕吐酸，暴注下迫，皆属于热"。左金丸抑木扶土，黄连为君，苦寒直折泄心火，则火不克金，金能制木，木气不再疏泄太过、化火犯胃，胃气自能下降。吴茱萸用量仅为黄连的 1/6，气味虽辛燥，但其性下气最速，极能宣散郁结，辛散而疏肝解郁，并引黄连入肝经，清肝火，泄胃火，可使肝气得以宣散，郁解而疏泄之功复常。因黄连乃大苦大寒之品，方中取其直折上炎之火势，恐大热、大寒相争，胃气上逆反增不减，故佐吴茱萸味辛制黄连之寒，又能降逆止呕。《丹溪心法》指出，凡火盛者，不可骤用凉药，必兼温散。两药合用，一清一温，苦降辛开，既泻火以治其标，又疏肝散结以治其本，使肝火得清，肝气得疏，胃气得降，气机调和，情绪得复，则诸症自愈。

杨叔禹教授结合多年临床经验特别指出，现代人生活节奏快，生活压力增大，肝气郁滞、疏泄失常者多见，临床上常常出现"睡眠障碍、情志异常、功能性胃肠病"三联征，三者间的病理机制虽然尚不清楚，但是根据中医理论，三组症状是由疏泄失常导致，均与情志密切相关。临证时，需重视"疏泄三联征"，从肝主疏泄入手，整体调治，调节心身，平衡形神。左金丸就是杨叔禹教授临诊时常用的安胃方，或加白芍，即《太平惠民和剂局方》的戊己丸，多与半夏泻心汤加减应用，三方遵循中焦"肝主疏泄，调畅情志，畅达中焦，脾升胃降"的生理特征，通过辛开苦降，调节中焦枢机，进一步疏利周身气机，气散则火泻，使肝气郁滞得解，肝火随之而降，胃气随之而和，情绪亦随之复畅。

临证中可视患者肝火、肝郁的情况调整药物的剂量，肝火轻则黄连之量可适量减少；如中焦寒凉者，则可加大吴茱萸用量；对于伴痞满不适、寒热错杂证者，常常合用半夏泻心汤；伴有脾虚者，可适当配伍四君子汤加减。

八、验案

> 林某，女，64岁，2020年9月28日初诊。主诉：反复胃脘疼痛20年。患者于20年前开始出现胃脘疼痛，伴阵发性两侧胸痛，胸骨上方疼痛，伴头晕、反酸，多次行胃镜提示"胃溃疡"，服抑酸护胃药物效果欠佳，纳寐可，大便偶有完谷不化，1次/天，小便调；舌体瘦小，质暗红，苔薄黄，脉弦细。

辨证：肝郁化火。

治法：清肝泻火解郁。

处方：黄连5g、吴茱萸3g、生白芍10g、苏梗10g、陈皮10g、香附

10 g、五味子 10 g、肉豆蔻 10 g、肉苁蓉 20 g、熟地 20 g、酒大黄 3 g。共 5 剂，水煎服，每日一剂，分 3 次温服。

2020 年 10 月 9 日复诊：服上方后胃痛明显减轻，无明显反酸不适。在原方基础上加减继服 7 剂，随访未再胃痛不适。

【按语】：本患者胃痛多年，伴反酸、胸胁疼痛、脉弦，一派肝郁化火犯胃之象；口服制酸护胃药物，仅能治胃，对肝郁气滞化火则无效，未能绝其病之源。故中医治以疏肝理气、清肝泻火，疏肝以绝其病之本，方拟左金丸加减，配伍苏梗、陈皮、香附理气止痛；舌瘦、脉细，伴有阴血不足表现，肝体阴而用阳，故配伍白芍、熟地等滋养肝血之药。养肝血则疏泄有根，理肝气则肝气调达而胃痛止、症自愈。

肖某，女，44 岁，2017 年 06 月 21 日初诊。主诉：反复反酸 7 年余，加重 3 年。患者 7 年多来早晚反酸、烧心，伴胃脘隐痛、腹泻，每日三四次，不成形；近 3 年来症状加重，全天均反酸，曾行电子胃镜示"胆汁反流性胃炎"。目前半流质饮食，进干食后感吞咽困难，胃脘胀，消化不良，呃逆，四肢凉，恶凉水，畏寒，恶风，易感冒，易上火。查体：精神可，面色偏暗，形体偏瘦；舌体宽，边有齿痕，舌质暗红，苔根白腻，右弦细，左沉细。

辨证：肝气犯胃，脾胃虚弱。

治法：柔肝解郁，健脾益气。

处方：黄连 3 g、吴茱萸 10 g、茯苓 10 g、炒白术 10 g、党参 10 g、姜半夏 15 g、干姜 10 g、槟榔 10 g、枳实 10 g、五味子 10 g、乌梅 10 g、香附 10 g、郁金 10 g、苏梗 10 g、金橘叶 10 g、青皮 10 g、陈皮 10 g。共 7 剂，水煎服，每日一剂，分 3 次温服。

2017 年 6 月 28 日复诊：服上方后反酸、烧心、胃脘隐痛程度均缓解，无腹泻。

【按语】：患者形体消瘦，情绪较急躁，肝失疏泄，郁而化火，横逆犯胃，胃气上逆，出现反酸、烧心；加之脾胃虚弱，不荣则痛，出现胃脘隐痛、腹泻；脾主四肢，脾阳虚则四肢凉，恶凉水。本方患者肝火不甚，故黄连用量偏少，取其轻泻火之意；伴四肢凉等阳虚之象，故吴茱萸用量偏大，一者取其散肝之郁结之意，二者取其温燥散寒之功。同时，需注意本方患者还有体瘦、腹泻等脾虚表现，故佐以四君子汤健脾益气，实脾则肝无所犯。

执笔／张凉凉　审稿／周瑞娟

【参考文献】

［1］辛可.加味左金丸治疗肝胃不和型慢性浅表性胃炎的临床效果观察[J].中国医药指南，2017，15（26）：191-192.

［2］管懋莹，徐蔚杰，李和根.左金丸现代药理研究进展[J].中医药学报，2020，48（05）：78-81.

［3］尹抗抗，梁媛，李玲，等.左金丸对实验性应激性胃溃疡的保护作用及其机制[J].中国微生态学杂志，2015，27（02）：151-155.